Ambuj Chandana
Reena R. Kumar

Métodos para ganhar espaço

Ambuj Chandana
Reena R. Kumar

Métodos para ganhar espaço

ScienciaScripts

Imprint

Cover image: www.ingimage.com

This book is a translation from the original published under ISBN 978-3-659-86083-6.

Publisher:
Sciencia Scripts
is a trademark of
Dodo Books Indian Ocean Ltd. and OmniScriptum S.R.L publishing group

120 High Road, East Finchley, London, N2 9ED, United Kingdom
Str. Armeneasca 28/1, office 1, Chisinau MD-2012, Republic of Moldova, Europe
Printed at: see last page
ISBN: 978-620-8-33211-2

CONTEÚDO

Angle definiu a má oclusão como qualquer desvio do esquema oclusal ideal ou A má oclusão pode ser definida como as irregularidades dos dentes[1] . A correção de muitas más oclusões requer espaço para mover os dentes para uma localização mais ideal.

Existem vários tipos de más oclusões para as quais é necessário espaço para as corrigir. A má oclusão pode ocorrer em três planos de espaço. Se houver deficiência de espaço, é necessário espaço para a corrigir.

As más oclusões mais frequentes que requerem espaço no plano antero-posterior são

- Aglomeração (fig. 1)
- Proclinação (fig. 2)
- Rotação dos dentes anteriores (fig. 3)
- Discrepância entre o comprimento do arco e o material dentário

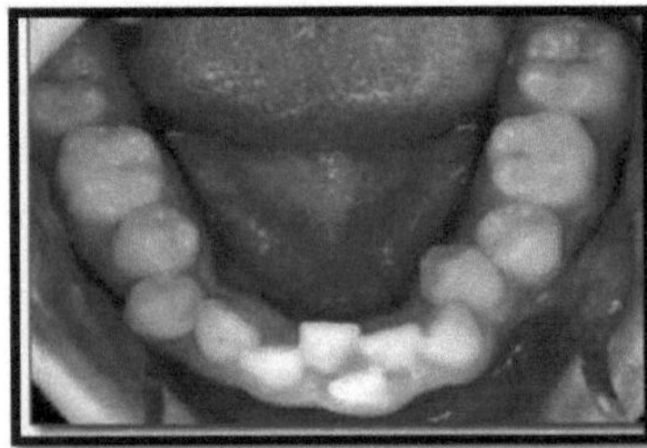

Fig 1: AglomeraçãoFig 2: Proclinação

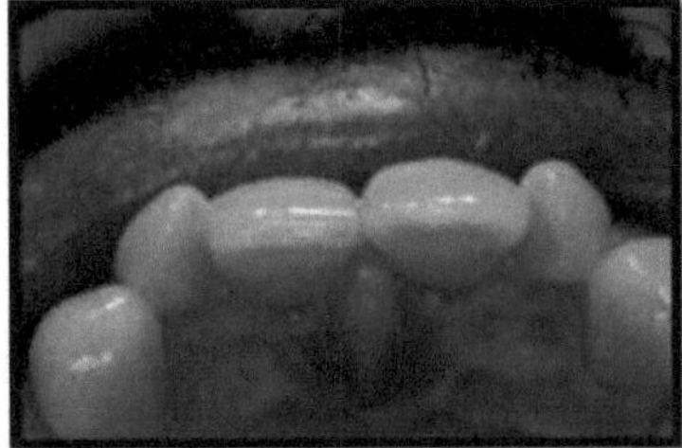

Fig. 3: Rotação dos dentes anteriores

A má oclusão no plano vertical é -

- Mordedura profunda (fig. 4)
- Curva acentuada da lança (fig. 5)
- Dentes supra-erupcionados que necessitam de intrusão (fig. 6)

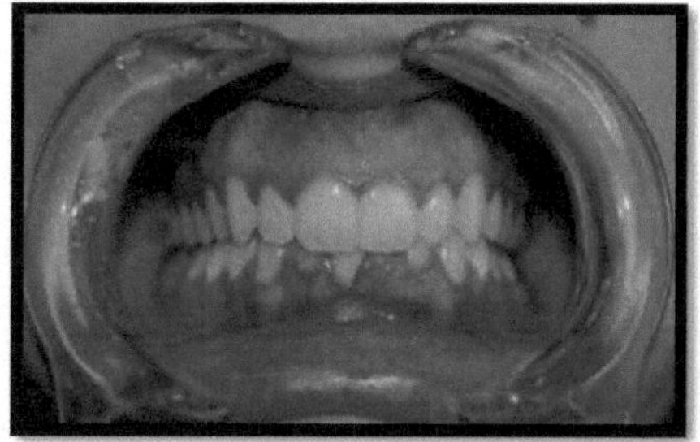
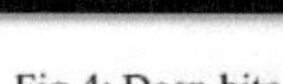

Fig 4: Deep bite

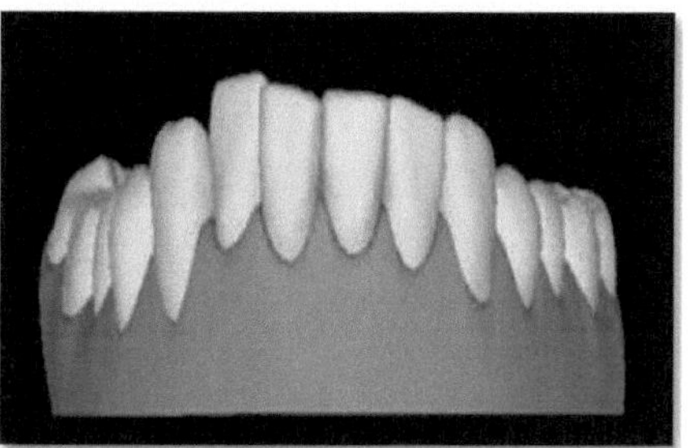

Fig 5: Steep curve of spee

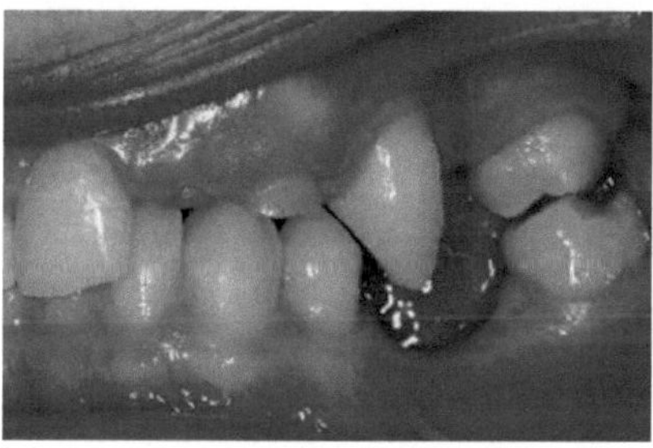

Fig 6: Dentes supra-erupcionados

As más oclusões no plano transversal que requerem espaço são

- Arco colapsado (fig. 7)
- Arco estreito/contraído (fig. 8)
- Mordedura cruzada e mordedura em tesoura (fig. 9)

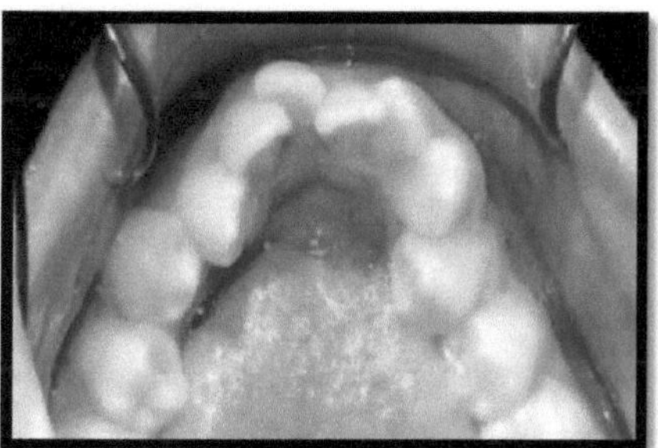

Fig 7: Collapsed arch

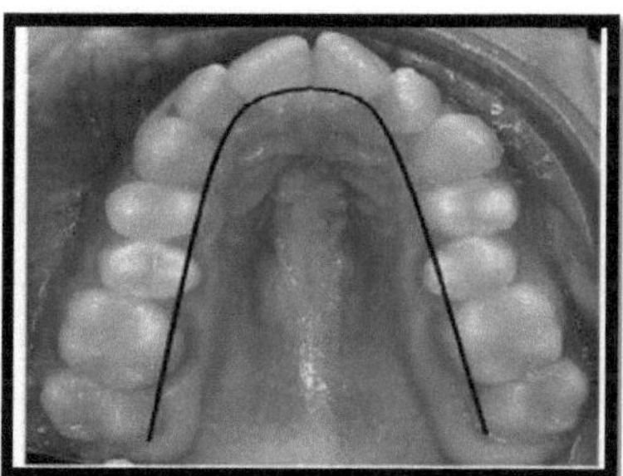

Fig 8: Narrow/contracted arch

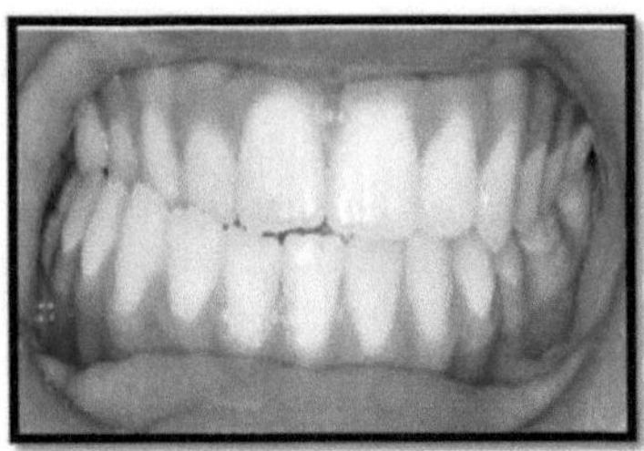

Fig 9: Mordedura cruzada e mordedura em tesoura

De acordo com o estudo[2,3] , a prevalência da má oclusão no norte da Índia (Deli), com idades compreendidas entre os 10 e os 13 anos, é de 45%.

A má oclusão de classe I representa 26%, a de classe II 15% e a de classe III 3,5%.

A prevalência da má oclusão no sul da Índia (tiruvananthapuram) com idades compreendidas entre os 12 e os 15 anos é de 49,2%. Desta, a má oclusão de classe I é de 44%, a de classe II é de 4,9% e a de classe III é de 0,3%.

O apinhamento é geralmente expresso como um ligeiro deslocamento faciolingual ou rotação de dentes anteriores individuais. Incisivos permanentes e molares decíduos grandes e deficiência no comprimento da arcada causam apinhamento transitório dos incisivos permanentes. No norte da Índia, na idade de 5-9 anos, o apinhamento dos dentes anteriores mandibulares é de 11,7%, na idade de 10-13 anos, o apinhamento dos dentes anteriores maxilares e mandibulares é de 9,5% e 18%, respetivamente, depois a protrusão maxilar é de 12% e depois a mordida profunda.

No sul da Índia, a prevalência de apinhamento no grupo etário dos 5-15 anos foi de 22%. Após o apinhamento, prevalece a discrepância entre o comprimento da arcada e o material dentário. Pode dever-se a um comprimento de arcada normal mas com excesso de material dentário ou a um material dentário normal mas com comprimento de arcada deficiente. A inclinação dos dentes anteriores pode ser esquelética, devido ao prognatismo maxilar, ou dentária, devido à inclinação dos dentes anteriores para a frente. As rotações podem ocorrer devido ao menor espaço disponível para a erupção dos dentes. A mordida profunda pode ser esquelética ou dentária e pode ocorrer devido a dentes supra-erupcionados ou devido à rotação da mandíbula para cima e para a frente ou à rotação da maxila para baixo e para trás. A mordida cruzada pode ser esquelética ou dentária, na qual o maxilar é estreito ou os dentes mandibulares apresentam uma inclinação vestibular ou facial.

Os dentes irregulares e desalinhados na dentição mista precoce impedem a erupção de um dente permanente num horário normal e também podem levar a problemas de espaço porque outros dentes se deslocam para posições impróprias.

Regra geral, o espaçamento é o problema quando os incisivos superiores precisam de ser realinhados para facilitar outro tratamento. A gestão do espaço é um aspeto importante do planeamento do tratamento para a resolução da maioria das más oclusões e, para atingir os objectivos do tratamento, os métodos para ganhar espaço no plano ântero-posterior são

Decapagem proximal (fig. 10)

Distalização (fig. 11)

Endireitamento de molares (fig. 12)

Proclinação dos anterios

Extração (fig. 13)

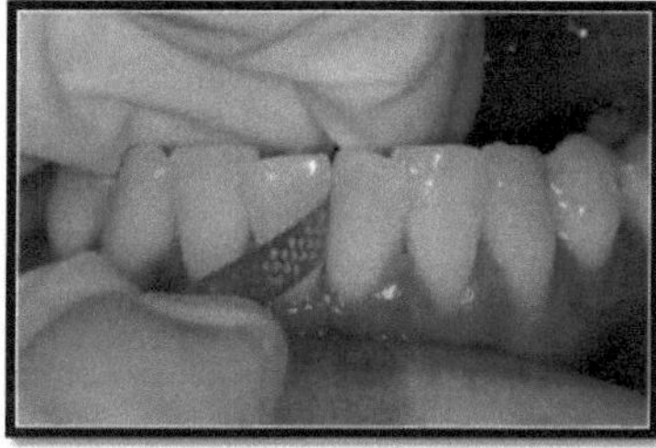

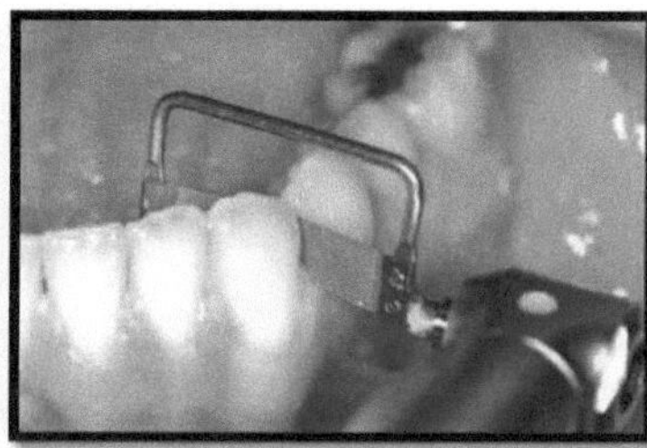

Fig. 10: Decapagem proximal

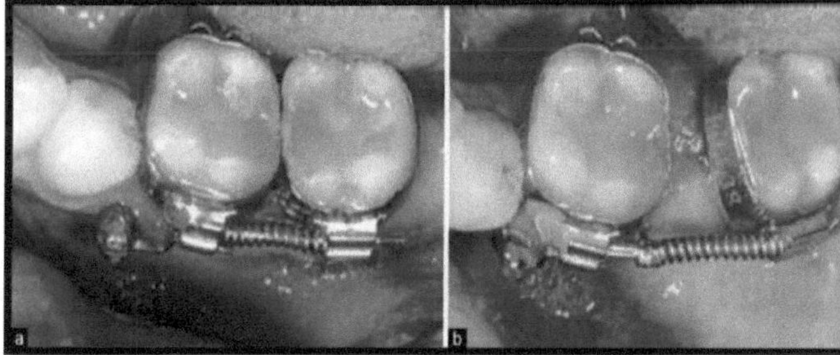

Fig. 11: Distalização

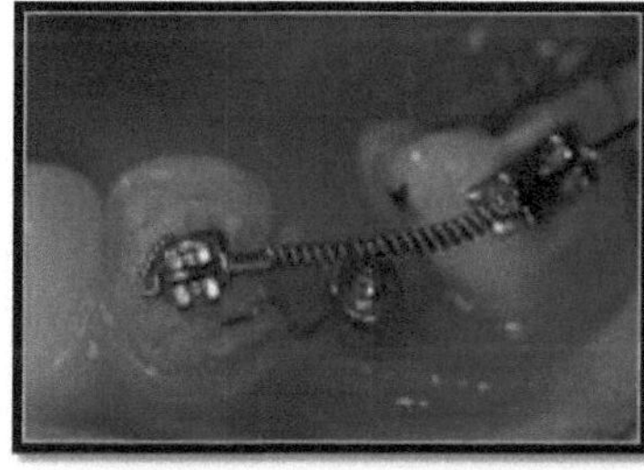

Fig. 12: Levantamento de molares

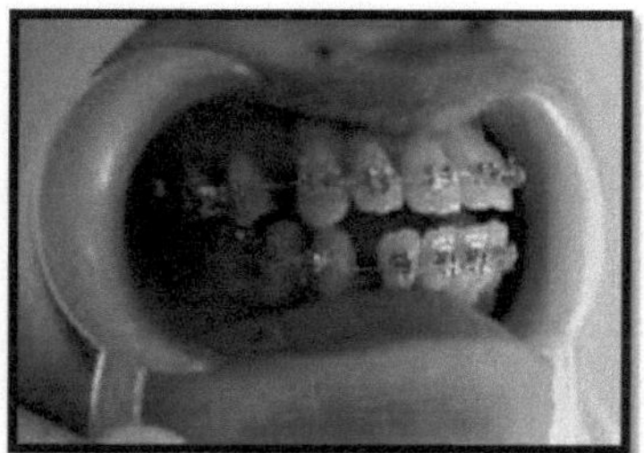

Fig. 13: Extração

Métodos de conquista de espaço no plano transversal por

- Expansão do arco (fig. 14)

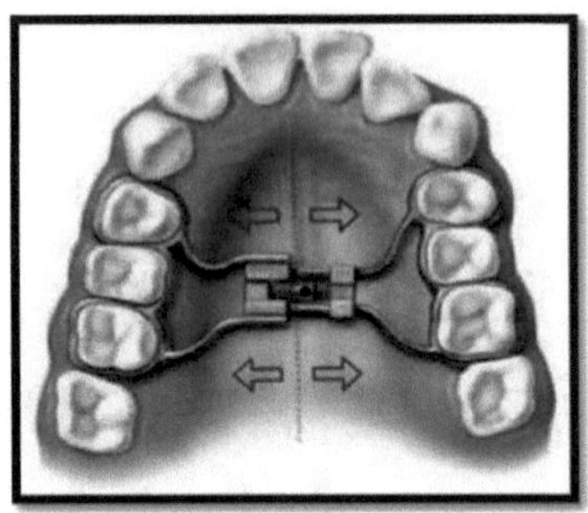

Fig. 14: Expansão do arco

O stripping proximal ou reproximação é um procedimento clínico que envolve a redução, o recontorno anatómico e a proteção das superfícies de esmalte proximais dos dentes permanentes. Envolve a redução selectiva da largura mesiodistal de certos dentes para criar espaço. O procedimento também é chamado de "slenderização", "disking", "corte proximal" ou "stripping interproximal". Foi inicialmente utilizado para ganhar espaço ao corrigir o apinhamento dos incisivos mandibulares ou para prevenir esse apinhamento.

Ballard sugeriu a remoção das superfícies interproximais, principalmente do segmento anterior. Begg sugeriu o encurtamento da arcada dentária ao longo do tempo, ocorrido por abrasão interproximal. A existência da redução natural de Beggs levou à publicação e ao desenvolvimento da técnica de redução do esmalte interproximal.

A distalização de molares é um procedimento no qual os molares terminais da arcada maxilar/mandibular são empurrados para posterior, o que aumenta o comprimento da arcada no mesmo comprimento da distalização efectuada. Atualmente, a distalização ganhou popularidade. Podemos conseguir a distalização dos molares através de aparelhos extra-orais e intra-orais. O movimento distal de toda a arcada dentária maxilar proporcionaria uma forma de corrigir uma má oclusão de Classe II devido a uma posição anterior dos dentes superiores na sua base esquelética.

EMIL HERBST, no início do século XX, desenvolveu um aparelho funcional fixo intermaxilar, o aparelho de Herbst, para a distalização dos molares superiores. O interesse pelo tratamento com o aparelho de Herbst foi renovado após a sua reintrodução por H. Pancherz (1979)[4] ,Hilgers (1992)[5] descreveram pela primeira vez o aparelho intramaxilar, o aparelho pendular, para a distalização do primeiro molar superior.

A extração é um dos métodos mais comuns para ganhar espaço na arcada. Houve uma grande controvérsia sobre a extração entre ANGLE, que acreditava no tratamento sem extração, e o seu aluno CALVIN CASE, que acreditava que os dentes podem ser extraídos ocasionalmente para produzir um efeito duradouro. Isto levou a uma grande controvérsia sobre a extração em 1920 entre estes dois.

CHARLES TWEED, em 1940, reintroduziu a extração. Em 1960, mais de metade dos pacientes tinham extraído dentes no âmbito de um tratamento ortodôntico.

A verticalização dos dentes posteriores inclinados ocupa mais espaço do que os dentes bem alinhados. Os molares tendem a inclinar-se mesialmente quando há perda prematura do segundo molar decíduo ou cárie na superfície distal ou erupção atrasada do 1st molar. A técnica Molar Uprighting Simple Technique (M.U.S.T) foi originalmente efectuada por Elie Capelluto & Isabelle Lauweryns em 1980 para verticalizar os molares inclinados mesialmente sem extrusão. A verticalização dos molares pode levar a um aumento do comprimento da arcada de 1-1,5 mm.

Os posteriores rodados ocupam mais espaço. Para um grau de rotação semelhante, os molares ocupam mais espaço do que os pré-molares. A derotação desses dentes pode ajudar a ganhar espaço na arcada. A barra transpalatina mais utilizada para a derotação foi concebida por Goshgarian (barra transpalatina tipo Goshgarian [GTPB]).

A proclinação dos dentes anteriores também é utilizada para ganhar espaço na direção ântero-posterior. Pode ser efectuada nos casos em que os dentes anteriores estão retroinclinados ou a proclinação não afecta o perfil dos tecidos moles do paciente.

A expansão da arcada tem sido um dos meios mais antigos de criar espaço na arcada dentária. A expansão da arcada pode ser efectuada através de uma expansão rápida ou lenta. EMERSON C. ANGELL introduziu pela primeira vez a expansão rápida com a ajuda de um aparelho do tipo duplo jackscrew para expandir a maxila numa rapariga de 14 anos. PIERRE FAUCHARD introduziu pela primeira vez a expansão lenta, que envolve forças relativamente menores durante longos períodos de tempo para alcançar os resultados desejados, o que também é designado por expansão dentoalveolar.

Esta dissertação bibliográfica faz uma revisão da literatura desde o ano de 1860 até ao ano de 2012, para analisar os vários métodos de ganho de espaço em ortodontia.

Muitas más oclusões no plano ântero-posterior são apinhamento, proclinação, rotação dos dentes anteriores, no plano transversal estreitamento, arco colapsado, mordida cruzada. A correção destas más oclusões requer espaço para mover os dentes para uma localização mais ideal. Podemos ganhar espaço nos três planos através de vários métodos - remoção proximal, verticalização de molares, distalização de molares, extração, proclinação e expansão da arcada. Para facilitar a dissertação, gostaria de dividir a minha dissertação em subtítulos.

EXPANSÃO PALATAL

- **Emercen C. Angell (1860)6** - introduziu pela primeira vez a expansão lateral da maxila por separação da maxila num relato de caso para corrigir a constrição maxilar. Ele moldou um parafuso de macaco no céu da boca de uma menina de quatorze anos.

- **Walter H. Coffin (1869)7** - descreveu a mola de Coffin. Este aparelho era ajustado periodicamente ao lado da cadeira, e a força que produzia não era intermitente, mas contínua, devido à natureza e configuração da alça palatina.

- **Korkhaus (1956)[8]** - reintroduziu os procedimentos nos Estados Unidos da América enquanto visitava o Departamento de Ortodontia da Universidade de Illinois. Os seus notáveis registos cefalométricos de casos tratados por expansão do palato despertaram a curiosidade de Allan G. Brodie e dos outros colegas, incluindo A.J. Haas.

- **Haas (1961)9**- introduziu um aparelho que é um aparelho fixo de sustentação tecidual. Ele acreditava que seu aparelho pode causar forças de expansão mais paralelas nas duas metades maxilares e que as forças são distribuídas de forma mais uniforme nos dentes e nos processos alveolares. O aparelho é fixado aos dentes, através de bandas nos primeiros molares e primeiros pré-molares, e ao palato, através de almofadas de acrílico entre o primeiro pré-molar e o primeiro molar.

- **Hass AJ (1965)[10]** - reintroduziu o conceito de expansão palatina. Tratou a deficiência maxilar através da abertura da sutura palatina média. Este procedimento tem sido mais benéfico no tratamento da má oclusão de classe III e pseudo-classe III, casos de compressão maxilar severa.

- **Thomas E. Christie (1967)[11]** - a separação rápida da sutura palatina mediana tem como objetivo expandir a maxila e passar para uma posição de relação normal entre a base do crânio e a mandíbula. Formaram barras de ligação de 0,045 na parte vestibular e lingual de cada lado do modelo. Soldar eletricamente as barras de ligação às bandas no modelo, colocar o parafuso de expansão centrado diretamente sobre a linha média oposta às cúspides mesiovestibulares do primeiro molar e coberto com acrílico e, em seguida, cimentar o aparelho no lugar.

- **William Biederman (1968)[12]** - introduziu um aparelho higiénico para expansão rápida. Ele abre a sutura palatina média e alarga a base apical. A expansão rápida é particularmente indicada quando a abóbada do palato é alta e estreita.

- **James P. Moss (1968)**[13] - introduziu o aparelho de expansão que consiste em três partes principais - as talas, o parafuso e a placa de base. Verificou-se que a inclinação dos dentes era menor com a utilização de talas para a retenção do aparelho. O tipo de parafuso utilizado depende do tipo de caso e do movimento necessário.

- **Kennedy et al (1976)**[14] - estudaram o efeito de osteotomias maxilares selecionadas como complemento da expansão palatina rápida em macacos adultos. Concluíram que o verdadeiro movimento do osso basal da maxila através da expansão rápida do palato poderia ser conseguido através da redução da resistência ao movimento lateral por meio de osteotomia através do contraforte zigomático, áreas nasomaxilares e pterigomaxilares.

- **Joseph F. Mondro (1977)**[15] - introduziu um aparelho de expansão palatina rápida melhorado com uma construção simples sem dobragem de arame. Menos expansivo utiliza um simples parafuso de expansão e este aparelho pode ser adicionado em qualquer altura durante o tratamento em que estejam a ser utilizados aparelhos totalmente colados.

- **Jacobs et al (1980)**[16] - relatam que, uma vez feito o diagnóstico de deficiência transversal absoluta da maxila e constatada a necessidade de expansão da arcada maxilar, o tratamento de escolha é a osteotomia lateral da maxila e a expansão rápida da maxila. Eles afirmaram que se a terapia ortodôntica sem extração for desejada, então osteotomias laterais da maxila e expansão rápida da maxila é o tratamento de escolha.

- **Timms (1981)**[17] - introduziu uma divisão cirúrgica do palato na sua técnica para obter o máximo de expansão com o mínimo de cirurgia. É uma abordagem multidisciplinar para a regulação da largura maxilar em adultos, baseada em evidências histológicas publicadas de sinostose palatina média e na análise de nove casos. O tratamento envolve o uso máximo da expansão rápida para o movimento com a intervenção cirúrgica mínima para libertar os maxilares. Os resultados fornecem um *modus operandi* para a associação cirurgião oral/ortodontista com uma série de três etapas de procedimentos cirúrgicos incrementais relacionados com a idade para enfrentar a resistência à separação da maxila e uma ligação com a cirurgia ortognática.

- **Andrew S. Glassman (1984)**[18] - apresentou uma técnica ortodôntica cirúrgica conservadora que facilita o alargamento da maxila adulta na sutura palatina mediana. O procedimento utiliza apenas corticotomias laterais da maxila e um aparelho de palato dividido em hyrax maxilar.

- **Ivanovski (1985)**[19] - defendeu a utilização de um expansor palatino rápido superior amovível em acrílico. Este aparelho foi fabricado sem bandas ou grampos e pode ser adaptado perfeitamente à boca do paciente. A irritação é quase totalmente eliminada e o paciente pode facilmente remover o aparelho para limpeza e ativação. Além disso, utilizando acrílico de cura a frio para construir o aparelho a partir do lado oclusal lingual do palato, com a atenção a tocar nos dentes posteriores inferiores, pode utilizá-lo para tratar constrições maxilares e mandibulares

- **David J. Snodgrass (1996)20-** introduziu o aparelho expansor palatino rápido fixo para expansão maxilar que incorpora os componentes de rotação e distalização do aparelho Pendulum. Pode ser utilizado na dentição mista ou permanente como adjuvante no tratamento de más oclusões ligeiras de Classe II. Este aparelho reduz o tempo de tratamento sem necessidade de cooperação do paciente.

- **Haluk Iseri (1997)**[21] - desenvolveu um expansor rápido do maxilar em acrílico rígido, colado, para utilização em ângulo elevado com mordida cruzada posterior e apinhamento maxilar. O aparelho proporciona um movimento mais paralelo dos dentes maxilares, controlando assim a dimensão vertical de forma mais eficaz.

DECAPAGEM INTERPROXIMAL

- **Ballard (1944)**[22] - sugeriu pela primeira vez a remoção das superfícies interproximais, principalmente do segmento anterior, quando há falta de equilíbrio. A falta de harmonia no material dentário está principalmente no segmento anterior.

- **Begg (1954)**[23] - publicou o seu estudo sobre a dentição do homem da idade da pedra, onde se referiu ao encurtamento da arcada dentária ao longo do tempo, que ocorreu através da abrasão interproximal. Embora o grau de encurtamento da arcada dentária encontrado por Begg tenha sido contestado, a existência dessa redução natural levou à publicação e ao desenvolvimento da técnica de redução interproximal.

- **Hudson al (1956)**[24] - defendeu uma técnica passo a passo para a remoção interproximal. Utilizou as tiras metálicas médias e finas para a redução mesiodistal, seguida de polimento final e aplicação tópica de flúor. No stripping, se não fosse utilizado o separador, a quantidade removida estava diretamente relacionada com a espessura da tira utilizada, causada pela ligação com o dente seguinte.

- **Bolton (1958)**[25] - publicou o seu trabalho seminal que apoiava a necessidade de utilizar o stripping interproximal para corrigir problemas de desequilíbrio dentário. Criou os rácios, uma das ferramentas utilizadas no diagnóstico ortodôntico, mas que, em última análise, deve ser considerada como um passo preliminar ao diagnóstico.

- **Kelston (1969)**[26] - afirmou que os incisivos inferiores bem alinhados e separados podem ser removidos com maior precisão e com menos perigo de mutilar os dentes que se aproximam. Por isso, esta técnica começa por realinhar os incisivos inferiores apinhados. Segue-se a destartarização com um disco de segurança ou uma ponta de ultra-sons. Quando é necessária uma separação adicional, esta pode ser facilmente obtida com uma tira de clareamento.

- **Rogers et al (1969)**[27] - realizaram um estudo que utilizou dentes extraídos por razões ortodônticas que foram submetidos a decapagem e polimento. Verificaram que se os dentes extraídos fossem tratados com flúor após a decapagem, apresentavam grande resistência ao ataque ácido, principalmente nas 48-96 horas após o procedimento.

- **Shillingbourg HT et al (1973)**[28] - estudaram a espessura do esmalte e da dentina, que foi um estudo importante sobre a espessura do esmalte e da dentina. Este estudo serviu mais tarde de base científica para o trabalho sobre decapagem e permitiu determinar com exatidão a quantidade de esmalte que podia ser removida com segurança de cada face dentária.

- **Tuverson DL (1980)**[29] - publicou as relações de interoclusão, apresentando uma descrição muito pormenorizada da técnica de decapagem utilizando um ângulo posterior e discos abrasivos. Apresentou procedimentos que podem ser úteis na correção de discrepâncias no comprimento da arcada interoclusal anterior: Reposicionamento dos incisivos superiores verticais para aumentar o comprimento da arcada, redução do esmalte mesiodistal para reduzir o comprimento da arcada, promover a estabilidade e melhorar as condições gengivais.

- **Sheridan JJ (1985)**[30] - descreveu pela primeira vez a decapagem com rotor pneumático (ARS) em 1985 e actualizou-a em 1987. Recomendou a turbina com broca de carboneto, em vez de discos e tiras de diamante. A remoção de tiras no sector vestibular, distalmente nos caninos e mesialmente nos segundos molares em ambas as arcadas. Desta forma, consegue-se um maior espaço e permite-se a preservação dos incisivos. Utilização de procedimentos de stripping para obter espaço até 8 mm para desarmonia dentomaxilar moderada, sem recurso a extração ou expansão excessiva

- **Johan J. Sheridan (1985)**[31] - descreveu pela primeira vez o Air Rotor Stripping. permite ao clínico remover uma quantidade precisa de esmalte interproximal para criar espaço, principalmente nos quadrantes vestibulares, para alinhar ou retrair os dentes. Esta técnica pode tornar-se uma alternativa à extração ou expansão. A ARS pode criar substancialmente mais espaço do que o normalmente obtido por procedimentos convencionais de redução interproximal, e pode ser feita em qualquer altura durante o tratamento sem desconforto para o paciente e sem afetar negativamente a função da dentição, as relações interoclusais ou a forma dos dentes. Para a ARS, é necessário um fio de latão indicador, depois a remoção do esmalte, o procedimento de acabamento e a remineralização com flúor.

- **Zachrisson BU (1986)**[32] - propôs uma nova direção para o stripping: melhoria da forma dos dentes, principalmente para os incisivos e redução do espaço triangular preto acima da papila.

- **Johan J. Sheridan (1987)**[33] - a redução do esmalte interproximal para resolver o apinhamento é geralmente limitada aos incisivos mandibulares e envolve a remoção de 2-4mm de esmalte proximal. A remoção com rotor de ar (ARS) envolve uma sequência de procedimentos concebidos para remover com precisão o esmalte interdentário, principalmente nos segmentos vestibulares. A remoção com rotor de ar oferece uma alternativa aos procedimentos de extração ou expansão em casos de discrepância ligeira a moderada do comprimento da arcada de 4-8 mm.

- **John J. Sheriden et al (1989)**[34] - A redução mecânica das áreas interdentais pode resultar em superfícies proximais rugosas que podem reter a placa bacteriana e, por conseguinte, conduzir a cáries dentárias. A aplicação de selantes nas superfícies desnudadas é uma solução possível. As superfícies proximais de 12 pré-molares extraídos, divididos em 3 grupos de 4 dentes, foram armazenadas numa solução de etanol a 70% e reduzidas com três brocas diferentes. Duas superfícies de cada grupo foram condicionadas e o selante foi aplicado e observado com um microscópio eletrónico de varrimento. Verificaram que as superfícies condicionadas apresentavam uma excelente adesão. Cada superfície selada era mais lisa do que a superfície de esmalte inalterada.

- **Christian Demange et al (1990)**[35] - construiu uma tabela que fornece, num relance, o número de dentes a serem removidos e a quantidade de reproximação para cada lado de cada dente. Os dentes a serem removidos devem primeiro ser colados e alinhados. Determinar a discrepância de tamanho do dente e a quantidade de esmalte a remover de cada superfície utilizando uma tabela. Meça os espaços interdentários utilizando medidores de espessura mecânicos e introduza estes valores em "Antes" na tabela. Utilize um disco flexível com cerca de 0,15 mm de espessura, revestido a diamante, para efetuar a remoção. Após cada passagem do disco, volte a medir o espaço interdentário. Registe a quantidade total de esmalte removido de cada área interproximal na tabela, em "Depois", e subtraia a coluna "Antes" da coluna "Depois" para determinar a quantidade de espaço ganho.

- **Julien Philippe (1991)**[36] - apresentou um método alternativo de redução do esmalte para correção de discrepâncias de comprimento da arcada em pacientes adultos, sem expansão ou extracções. Esta técnica de stripping envolve três procedimentos. Em primeiro lugar, a redução do esmalte na superfície proximal e, em seguida, a superfície é recontornada para obter uma forma normal e uma abertura suficientemente larga para a escovagem. A proteção é feita através do polimento das superfícies removidas ou da aplicação de um selante após o condicionamento.

- **David A. Twesme et al (1994)**[37] - Esta investigação procurou avaliar os efeitos da remoção do airrotor na suscetibilidade do esmalte humano à desmineralização, utilizando um modelo de cárie in vitro. Verificaram que a profundidade da lesão era maior ($p < 0,05$) nas superfícies desgastadas e a densidade mineral era significativamente menor ($p < 0,05$). Numa segunda experiência, o efeito dos suplementos de flúor (dentífrico ou gel tópico) foi examinado em superfícies de esmalte desgastadas e intactas e verificou-se que os tratamentos com flúor reduziram significativamente a penetração das lesões nas superfícies intactas e desgastadas em comparação com um grupo sem flúor. A profundidade da lesão nas superfícies abrasadas e tratadas com flúor foi significativamente maior ($p < 0,05$) do que nas superfícies intactas não tratadas. Não se registaram diferenças significativas ($p < 0,05$) entre os grupos tratados com flúor no que respeita à profundidade da lesão e à densidade mineral no interior da lesão. Estes resultados sugerem que a remoção do airrotor aumenta significativamente a suscetibilidade das superfícies proximais do esmalte à desmineralização.

- **Richard Ballard, John J. Sheridan (1996)**[38] - Realizou um estudo para determinar se uma contenção Essix modificada poderia servir como uma âncora anterior para neutralizar o vetor anterior de força produzido pela ARS. Seis estudantes de medicina dentária do sexo masculino e quatro do sexo feminino com a queixa principal de apinhamento moderado (4-6mm) dos incisivos mandibulares foram selecionados para o estudo. Um aparelho Essix mandibular cúspide a cúspide foi fabricado para cada indivíduo. Cefalogramas laterais foram tirados antes do tratamento e após a distalização dos pré-molares. O tempo de tratamento para a fase

ARS variou de 3,5 a 4,5 meses. Não houve diferença significativa nos valores cefalométricos médios antes e depois da distalização, indicando que as âncoras Essix não foram deslocadas pelos vetores de força anterior das molas helicoidais. Os dentes anteriores mandibulares foram verificados quanto à mobilidade antes do tratamento e em cada consulta. Não houve nenhuma mudança detetável na estabilidade enquanto os aparelhos Essix estavam instalados.

- **J L stroud (1998)**[39] - Realizou-se um estudo para verificar a espessura do esmalte dos dentes posteriores para esbeltar para ganhar espaço. A amostra é composta por 98 adultos caucasianos de 25 a 30 anos de idade. O resultado não mostrou diferença significativa entre os sexos na espessura do esmalte mesial ou distal. O esmalte do segundo molar era mais espesso do que o do pré-molar e o esmalte distal era significativamente mais espesso do que o esmalte mesial. Havia aproximadamente 10 mm de esmalte total nos quatro dentes combinados. Assumindo uma redução de 50% do esmalte, os pré-molares e molares deveriam fornecer 9,8 mm de espaço adicional para o realinhamento dos dentes mandibulares.

- **H. Babacan e C. Doruk (2005)**[40] - Um novo aparelho termoplástico para distalização de molares chamado Essix® (Raintree Essix, Inc., 4001 Division St, Metairie, LA 70002, EUA) foi introduzido pela primeira vez como um retentor por Sheridan e colegas em 1993. Nesse artigo, eles descreveram a confeção de um aparelho estético para distalização de molares baseado no Essix.

- **Dipak Chudasama, John J. Sheridan (2007)**[41] - A ARS pode criar substancialmente mais espaço do que o normalmente obtido através de procedimentos convencionais de redução interproximal, e pode ser realizada em qualquer altura durante o tratamento sem desconforto para o paciente e sem afetar adversamente a função da dentição, as relações interoclusais ou a forma do dente. Outra caraterística única é o facto de ser realizado com uma peça de mão de turbina de alta velocidade, em vez de tiras abrasivas puxadas à mão ou discos montados à mão. Os autores forneceram as diretrizes contemporâneas para ajudar o clínico a realizar todo o potencial do Air Rotor Stripping.

- **Sharman NS, Shrivastav SS, Hazarey PV (2012)**[42] - descreveu a indicação, a contraindicação, as vantagens e desvantagens, o instrumento necessário e o procedimento para a slenderização com a utilização de tiras de aço inoxidável, ferramenta manual de disco, discos de diamante de elevado binário, brocas ARS (air rotor slenderization) e discos de diamante.

VERTICALIZAÇÃO DOS MOLARES

- **William W. Roberts (1982)**[43] - a abordagem segmentar é uma técnica específica recomendada para molares consideravelmente angulados que envolve uma abordagem segmentar que utiliza uma modificação da mola radicular de Burstone. A aplicação correta resulta na dissociação entre a correção da angulação e a extrusão do dente molar. Esta abordagem envolve a precisão e a facilidade de pré-ativação simétrica, considerações favoráveis de carga/deflexão, o baixo nível de desconforto do paciente e a tendência reduzida de a função normal distorcer ou deslocar a mola.

- **Ernst R. Steger , Abraham M. Blechman (1995)**[44] - Os dois relatos de casos de terapia sem extração que se seguem demonstram quatro pontos importantes: (1) Os ímanes de repulsão estática, com determinados parâmetros caraterísticos, distalizam rapidamente os molares sem efeitos adversos que sejam clinicamente discerníveis. As propriedades benéficas, tais como a redução considerável dos requisitos de conformidade do paciente para a aplicação de força, a redução da mobilidade e do desconforto e, principalmente, o movimento corporal, são demonstradas clinicamente. (2) A ancoragem pode ser controlada utilizando técnicas convencionais de aumento de ancoragem ou redução de força. (3) O tratamento pode ser concluído de forma satisfatória e documentado de acordo com os critérios actuais, com métodos terapêuticos convencionais, uma vez concluída a distalização molar magnética inicial, a mais difícil. (4) O mecanismo de ação que explica os bioefeitos ainda não está claro. No entanto, a nossa *hipótese* é que a redução observada da mobilidade e do desconforto durante o movimento rápido, combinada com a pesquisa básica e outros dados clínicos, é atribuível à propriedade sinérgica simultânea do campo de força magnética, que perturba o equilíbrio local e também ao bioefeito magnético estático. Entre outros, um bioefeito distinto e pertinente pode ser um aumento da taxa de osteogénese e remodelação óssea, que pode estar muito dependente da dosagem correta através de uma possível janela biológica e da geometria do campo.

- **Aldo Carano et al (1996)**[45] - o mecanismo de telescopagem usado no aparelho de jato distal pode ser usado para verticalizar os molares inferiores antes da colocação de próteses. O desenho do aparelho é feito soldando um tubo de 0,036" na banda do pré-molar, paralelo ao plano oclusal. Orientar o tubo de modo a que um fio com uma curva em baioneta possa ser introduzido no tubo a partir da distal. Colocar uma braçadeira de parafuso ajustável e uma mola de níquel titânio de 150g sobre o tubo. Ligar os dois pré-molares com um fio lingual soldado para formar a unidade de ancoragem. À medida que o grampo é movido para distal, a mola helicoidal é comprimida e é aplicada uma força de distalização. O Distal Jet inferior proporciona um controlo absoluto do movimento do molar, com um componente extrusivo negligenciável. Em contraste com o Distal Jet superior, a ausência de uma ligação rígida ao molar move o ponto de aplicação da força até ao nível da coroa do molar, produzindo assim uma inclinação da coroa distal.

- **Shellhart WC (1999)**[46] - Os autores analisam e comparam os benefícios da verticalização de molares com e sem extrusão. A mola de verticalização helicoidal é provavelmente o aparelho mais popular utilizado para a verticalização de molares. Ele exerce uma força extrusiva sobre o molar durante a verticalização. Os autores explicam porque é que este aparelho produz uma força extrusiva e apresentam uma estratégia para modificar o aparelho de modo a que possa ser usado para verticalizar sem extrusão.

- **Monika Sawickaa, Bogna Racka-Pilszaka, Anna Rosnowska-Mazurkiewiczb (2007)**[47] - A impacção do segundo molar inferior não é um problema comum, mas é um grande desafio para o ortodontista e para o cirurgião oral. As opções de tratamento dependem do grau de inclinação do dente, da posição dos terceiros molares e do tipo de movimentação desejada, que pode ser de natureza cirúrgica e/ou ortodôntica. Uma boa alternativa de tratamento é a desobturação cirúrgica com erupção assistida ortodonticamente. Apresenta-se um caso de verticalização bem sucedida, utilizando um cantilever de ponta-costas em liga de titânio molibdénio (TMA) de 0,017 x 0,025 polegadas. Diferentes aspectos da verticalização de segundos molares impactados são discutidos à luz da literatura

- **Jigar Doshi et al (2009)**[48] - O objetivo deste artigo é descrever o uso da mola de verticalização feita de 0,014 polegadas Australian Archwire para verticalizar o segundo molar inferior parcialmente impactado, juntamente com a terapia ortodôntica fixa. O método aqui proposto é uma forma muito simples e muito eficiente de verticalizar segundos molares parcialmente impactados. Utilizando este método, os molares impactados serão verticalizados em 2-3 meses. As vantagens são a simplicidade de construção e a facilidade de ativação. Não é necessário trabalho de laboratório ou impressão, não requer a cooperação do paciente, curta duração do tratamento, não requer exposição cirúrgica

- **Harshal Kumar K. Vijayalakshmi (2009)**[49] - realizou um estudo para avaliar a eficácia do tratamento M.U.S.T (Molar Uprighting Simple Technique) com o mínimo de armamento e tempo. Foram selecionados aleatoriamente cinco pacientes, um do sexo masculino e quatro do sexo feminino, todos com falta do primeiro molar permanente ou do segundo pré-molar. O molar permanente adjacente ao espaço tinha uma inclinação mesial com uma condição periodontal razoável. Todos foram tratados com M.U.S.T. por um período de dois meses e foi feita uma avaliação cuidadosa do molde do estudo, cefalogramas laterais e radiografias intra-orais. Os materiais utilizados foram dois tubos molares de 0,018"x 0,025" com 0^0 torque, fio de níquel titânio super elástico 0,016"x 0,022", banda molar 0,180"x 0,005" e cimento de ionómero de vidro. O teste-t emparelhado foi efectuado após a sobreposição dos cefalogramas pré-pós e dos modelos de estudo. Registou-se uma alteração de 95% nas angulações das coroas, mas o movimento radicular não foi significativo.

- **Dr.Akshai Shetty K.R et al (2011)**[50] - Este relato de caso descreveu um novo método de verticalização de segundos molares inferiores impactados que é simples, eficiente e consome menos tempo. A verticalização de molares normalmente apresenta dificuldade em gerir os indesejáveis vectores de força reacionária associados, que se não forem tomados cuidados podem produzir efeitos deletérios nas áreas da dentição utilizadas para ancoragem. As vantagens da utilização deste tipo de mola de verticalização de molares em relação a outros métodos de verticalização são o aumento da flexibilidade, o aumento da amplitude de ação, a facilidade de ativação e reativação, o design simples e a facilidade de fabrico em cadeira. A vantagem mecânica é que esta mola é engatada a partir do aspeto gengival do primeiro molar para o aspeto oclusal do segundo molar, negando o efeito extrusivo.

DISTALIZAÇÃO MOLAR

- **Victor C (1984)**[51] - O aparelho Crickett engloba as caraterísticas essenciais da quad helix, utilizando a forma básica do Crozat, mas substituindo as barras palatinas e linguais dos aparelhos superior e inferior por uma quad-hélice e uma bi-hélice, respetivamente. Os braços linguais do Crickett são estendidos para proporcionar uma ação de mola ajustável dirigida às superfícies linguais de todos os dentes, sem necessidade de soldadura adicional. Os braços vestibulares são mantidos para a fixação de elásticos e para facilitar a inserção e remoção do aparelho, bem como para servir a sua função original como local de fixação de um fio labial pesado, se o controlo labial for indicado.

- **Gianelly AA, Vaitas AS, Thomas WM (1989)**[52] - Ímanes de repulsão, ancorados num aparelho de Nance modificado cimentado nos primeiros pré-molares, foram activados contra os primeiros molares superiores para os deslocar para distal. Oitenta por cento do espaço criado representou o movimento distal dos primeiros molares.

- **Lars Bondemark , Jüri Kurol (1992)**[53] - **O** objetivo deste estudo foi analisar os efeitos clínicos e dentofaciais da utilização de ímanes repelentes $SmCo_5$ para a distalização dos primeiros e segundos molares superiores em simultâneo. Dez pacientes consecutivos, com idades entre 12,0 e 15,6 anos, com má oclusão de Classe II e deficiência moderada de espaço no maxilar superior, foram tratados ortodonticamente com o uso de ímãs repelentes $SmCo_5$ pré-fabricados. Os ímanes foram fixados por vestibular, na zona dos pré-molares e primeiros molares, a um aparelho ortodôntico fixo. Quando os ímanes eram activados, os molares podiam mover-se livremente para distal. Todos os molares superiores podiam ser distalizados para uma relação de Classe I. Verificou-se que a distalização simultânea do primeiro e segundo molares superiores com ímanes de repulsão poderia ser uma alternativa aos métodos de tratamento ortodôntico comuns. Como a distalização dos molares foi alcançada durante um período relativamente curto, o ajuste oclusal, incluindo a verticalização e a desarticulação dos molares superiores, bem como a contenção pós-tratamento, parece ser recomendável.

- **Ranieri Locatelli et al (1992)**[54] - utilizou um fio de níquel-titânio superelástico com memória de forma (NeoSentalloy) para deslocar os molares superiores para distal. Colocar um fio NeoSentalloy de 100g com forma de arco regular sobre a arcada maxilar. Crimpar um batente no fio e adicionar ganchos para elásticos intermaxilares entre os incisivos laterais e os caninos. Inserir o fio no tubo do molar até que o batente posterior encoste no tubo. Se os segundos molares não estiverem erupcionados, os primeiros molares podem ser distalizados 1-2mm por mês com arcos superelásticos de NiTi com pouca perda de ancoragem. Uma vez que os segundos molares tenham irrompido, o movimento distal dos primeiros molares geralmente leva mais tempo, e a perda de ancoragem é mais comum.

- **Tracy J. Reiner (1992)**[55] - **Este** estudo foi concebido para avaliar a eficácia de um aparelho de Nance modificado no tratamento de casos de Classe II unilateral sem tração extra-oral ou aparelhos removíveis. Doze pacientes com idades entre 13 e 17 anos, com relações molares unilaterais de Classe II, variando de 2mm a 6mm, foram selecionados por ordem de apresentação na clínica de pós-graduação em ortodontia da Universidade de Loma Linda. Os pacientes foram tratados sem extrações, e não foram utilizados aparelhos extrabucais, elásticos, outras formas de ancoragem, ou mecânica labial maxilar. O aparelho foi uma modificação do tradicional arco de contenção de Nance. Todas as más oclusões de Classe II foram tratadas para Classe I, e as relações molares contralaterais de Classe I foram mantidas. Os molares da Classe II foram distalizados numa média de 0,19mm por semana, com um desvio padrão de 0,05mm.

- **Lars Bomdemark, Juri Kurol, Mats Bernhold (1994)**[56] - Dezoito indivíduos, com idades compreendidas entre os 12,5 e os 18,3 anos, com má oclusão de classe II, mordida profunda e deficiência moderada de espaço na maxila, foram tratados ortodonticamente utilizando ímanes de terras raras repelentes num dos lados e bobinas superelásticas de Ni-Ti no lado contralateral para a distalização simultânea dos primeiros e segundos molares superiores. Os resultados indicam que as bobinas superelásticas são mais eficazes do que os ímanes repelentes de terras raras na distalização dos molares.

- **Dr. A. Korrodi ritto (1995)**[57] - Este artigo apresenta um splint removível para distalização de molares que pode alcançar uma melhor cooperação do que outras alternativas. A tala transparente é feita de Biocryl de 1,5mm numa máquina Biostar. Se ambos os primeiros molares superiores tiverem que ser movidos para distal ao mesmo tempo, a tala estende-se da área do primeiro ou segundo pré-molar superior direito para a área do primeiro ou segundo pré-molar superior esquerdo. Se apenas um molar tiver de ser deslocado, a tala estende-se até ao molar terminal do lado oposto. São utilizados dois fechos internos para retenção e uma mola de níquel titânio de bobina aberta produz cerca de 220 g de força distal no início do tratamento. O Splint cria uma separação de 1-2mm entre os molares superiores e inferiores no início do tratamento, eliminando as forças oclusais laterais. Os molares superiores movem-se normalmente para distal cerca de 1,5-2mm por mês. O Splint é mais confortável e estético para o paciente e, por conseguinte, é expetável que obtenha uma melhor cooperação

- **Dr. Kalra (1995)**[58'] - O aparelho consiste num K-Ioop para fornecer as forças e os momentos e um botão Nance para resistir à ancoragem. O K-Ioop é feito de fio TMA .017" x .025", que pode ser ativado duas vezes mais do que o aço inoxidável antes de sofrer uma deformação permanente. Uma ansa feita de TMA também produz menos de metade da força de uma feita com aço inoxidável. Cada ansa do K deve ter 8 mm de comprimento e 1,5 mm de largura. As pernas do K são dobradas 20° para baixo e inseridas no tubo do molar e no braquete do pré-molar. O fio é marcado na mesial do tubo do molar e na mesial do braquete do pré-molar

- **Aldo Carano et al (1996)**[59] - Introduziu um aparelho Distal Jet para distalização dos molares superiores. Soldar um tubo de 0,036" à banda do pré-molar, paralelo ao plano oclusal, mas abaixo do nível da crista edêntula, de modo a não interferir com a oclusão. Orientar o tubo de modo a que um fio com uma curva em baioneta possa ser introduzido no tubo a partir da distal. Dobrar um círculo na extremidade distal deste fio e fixá-lo à banda molar com um parafuso. Assim, o fio e a banda molar são mantidos juntos, mas são livres de rodar em torno de um eixo comum. Colocar uma pinça de parafuso ajustável e uma mola de níquel titânio de 150g sobre o tubo. Ligar os dois pré-molares com um fio lingual soldado para formar a unidade de ancoragem. Quando o grampo é movido para distal, a mola helicoidal é comprimida e é aplicada uma força de distalização. A coroa do molar fica assim inclinada para distal.

- **David J. Snodgrass (1996)**[60] - construiu um expansor palatino rápido fixo que incorpora os componentes de rotação e distalização do aparelho Pendulum. A estrutura metálica do aparelho consiste num parafuso de expansão de 11 mm, apoios oclusais e duas molas TMA Pendulum de 0,032". O acrílico inclui um botão largo de Nance para ancoragem anterior durante a distalização dos molares. Os primeiros molares superiores são ligados com cimento libertador de flúor, e os apoios oclusais são colados aos dentes apropriados com qualquer adesivo composto adequado. Este aparelho reduz o tempo de tratamento ao combinar a expansão maxilar, a rotação dos molares e a distalização dos molares, sem a necessidade de cooperação do paciente.

- **Joydeep Ghosh, Ram S. Nanda (1996)[61]** - O objetivo deste estudo foi determinar os efeitos do aparelho pendular na distalização dos molares superiores e os efeitos recíprocos nos pré-molares de ancoragem e incisivos superiores. Foram obtidas radiografias cefalométricas iniciais e de acompanhamento de 41 indivíduos (26 meninas e 15 meninos) que foram tratados com o aparelho pendular para distalização bilateral dos primeiros molares superiores, para correção da relação molar de Classe II ou para ganho de espaço na arcada maxilar. Foram obtidos moldes dentários de 31 pacientes. Foram determinadas as alterações dentárias, esqueléticas e dos tecidos moles. A distalização média do primeiro molar superior foi de 3,37 mm, com uma inclinação distal de 8,36°. O movimento mesial recíproco médio do primeiro pré-molar foi de 2,55 mm, com uma inclinação mesial de 1,29°. A posição do primeiro molar superior intruiu 0,1 mm, enquanto o primeiro pré-molar extruiu 1,7 mm. A largura transversal entre as cúspides mesiovestibulares dos primeiros molares aumentou 1,40mm. Os segundos molares superiores também foram distalizados 2,27 mm, inclinados 11,99° para distal e deslocados 2,33 mm para vestibular. O efeito da distalização nos terceiros molares superiores foi extremamente variável. A erupção dos segundos molares superiores teve um efeito mínimo na distalização dos primeiros molares. A altura da face anterior inferior aumentou em 2,79mm. Esse aumento foi maior nos pacientes com medidas mais altas do ângulo do plano frankfort-mandibular. O aparelho pendular é um método eficaz e confiável para a distalização dos molares superiores, desde que a unidade de ancoragem seja adequadamente reforçada. As suas principais vantagens são a mínima dependência da colaboração do paciente, a facilidade de fabrico, a ativação única, o ajuste das molas, se necessário, para corrigir pequenas posições transversais e verticais dos molares, e a aceitação do paciente.

- **N. Erverdi, O. Koyuturk, N. Kucukkel (1997)[62]** - O objetivo deste estudo foi comparar dois procedimentos intra-orais de distalização de molares, envolvendo 15 casos com relações molares de Classe II. Dispositivos magnéticos foram aplicados nos primeiros molares superiores direitos de cada caso, enquanto molas helicoidais de níquel titânio foram utilizadas nos primeiros molares superiores esquerdos, por um período de 3 meses. As medições foram efectuadas a partir de telerradiografias laterais e de fotocópias de modelos tiradas antes e depois do procedimento de distalização. Embora a distalização do molar superior tenha sido conseguida com facilidade em ambas as técnicas, as molas helicoidais de níquel-titânio foram consideradas mais eficazes em termos de movimento conseguido.

- **M. Pieringer et al (1997)[63]** - Este estudo foi concebido para investigar os efeitos de um aparelho Nance combinado com molas helicoidais Sentalloy. Foram selecionados oito pacientes que necessitavam de distalização de molares ou pré-molares, com idades variando de 13 a 34 anos. Um total de 14 dentes (12 molares e dois pré-molares) precisaram ser distalizados; quatro pacientes foram tratados apenas de um lado. A duração do tratamento variou de 3 a 18 meses. O movimento distal máximo de um molar foi de 10,5mm em 10 meses de tratamento. Quatro dentes foram movimentados de 5 a 10mm, e os sete restantes, menos de 5mm. Concluíram que o aparelho de Nance parece ser um método efetivo de movimentação distal dos dentes posteriores superiores, com fixação intraoral e intramaxilar, e que não requer a colaboração do paciente.

- **Maurice C. Corbett (1997)64** - Estima-se que 95% dos casos de Classe II podem ser melhorados através da rotação, distalização e expansão dos molares. Este artigo apresentará um aparelho fixo e removível de níquel titânio, o Nitanium Palatal Expander2, que fornece uma força uniforme, lenta e contínua para a expansão maxilar, rotação e distalização de molares e desenvolvimento do arco. O aparelho (NPE2) incorpora um acessório lingual inovador com braços Ortholoy .036" e anéis molares para ajustes unilaterais e bilaterais. Um entalhe de travamento no acessório lingual prende o aparelho firmemente à banda do molar superior. Depois de uma separação adequada, encaixar e colocar as bandas, com as bainhas linguais ligadas, nos primeiros molares superiores. Remover as bandas e montar o NPE2 e as bandas como uma unidade passiva, fixando o aparelho às bandas com fio de ligadura.

- **S. Jay Bowman (1998)[65]** - O Distal Jet é um aparelho lingual fixo que pode produzir a distalização unilateral ou bilateral dos molares e a correção da rotação, normalmente em quatro a nove meses, sem depender da colaboração do paciente. Este artigo descreve várias modificações ao aparelho original. Conversão para o arco de suporte de Nance, jato distal com parafuso de fixação dupla, jato distal mandibular modificado, cabo de chave hexagonal do jato distal.

- **Ahmet Keles, Korkmaz Sayinsu (2000)[66]** - Os objectivos do nosso estudo foram conseguir uma distalização corporal dos molares, evitar a inclinação distal dos molares, eliminar a necessidade de cooperação do paciente (sem arnês, sem elásticos e sem preocupações estéticas e sociais) e, finalmente, minimizar o período de tratamento e maximizar a eficiência do tratamento. O estudo foi realizado em 5 homens e 10 mulheres, num total de 15 pacientes. A média de idade do grupo de estudo foi de 13,53 anos. Dentariamente, todos os pacientes apresentavam relação molar de Classe II em ambos os lados. Os pacientes estavam na dentição permanente, os segundos molares estavam erupcionados e a arcada dentária inferior estava bem alinhada. Os pacientes apresentavam padrão de crescimento normal ou sagitalmente dirigido. Cefalogramas laterais e modelos de estudo foram obtidos e analisados antes e após a distalização dos molares. No presente estudo, com o objetivo de realizar a distalização dos molares superiores, foi desenvolvido um novo aparelho intraoral. O distalizador intra-oral de molares corporais (IBMB) era composto por 2 partes: a unidade de ancoragem e a unidade de distalização. A unidade de ancoragem era um botão largo de Nance, e a unidade ativa consistia em molas distalizadoras. As molas tinham 2 componentes: a secção distalizadora da mola aplicava uma força de inclinação da coroa, enquanto a secção de verticalização da mola aplicava uma força de verticalização da raiz nos primeiros molares. Foi utilizado um total de 230 g de força de distalização em ambos os lados. Após o movimento distal dos primeiros molares, os resultados cefalométricos de 15 pacientes mostraram o seguinte. Os primeiros molares superiores foram movimentados para distal em média 5,23mm ($P<0{,}001$), sem inclinação ou extrusão. Os primeiros pré-molares superiores foram deslocados 4,33mm para mesial ($P< .001$), inclinados 2,73° para distal ($P< .05$) e extruídos 3,33mm ($P< .001$). Os incisivos centrais superiores foram proclinados em média 4,7 mm ($P< .001$) e inclinados 6,73° labialmente ($P< .01$). A análise do modelo mostrou que os primeiros molares superiores não sofreram rotação e a distância intermolar não se alterou após o movimento distal dos molares. Em conclusão, ao contrário da maioria das outras mecânicas de distalização de molares, este dispositivo recém-desenvolvido alcançou (1) o movimento distal corporal dos molares superiores e (2) eliminou a dependência da cooperação do paciente e não exigiu o uso do aparelho extrabucal para a verticalização da raiz do molar.

- **Eugenio Bolla (2002)**[67] - Os aparelhos de jato distal foram construídos utilizando um par biomecânico para direcionar a força de distalização ao nível do centro de resistência do primeiro molar superior. O jato distal foi o único aparelho utilizado durante a fase de distalização do tratamento. Este estudo sugere que o aparelho de jato distal move eficazmente os molares superiores distalmente para uma relação molar de Classe I com uma inclinação distal mínima, no entanto, é de esperar alguma perda de ancoragem durante este processo.

- **Moschos A. Papadopoulos et al (2010)**[68] - O objetivo deste estudo foi avaliar os efeitos do tratamento com o aparelho First Class Appliance (FCA) (Leone, Firenze, Itália) utilizado para a distalização dos primeiros molares superiores em pacientes com má oclusão de Classe II e dentição mista. Métodos: De acordo com os resultados da análise de poder para o cálculo do tamanho da amostra, 32 pacientes consecutivos com relações molares bilaterais de Classe II foram inicialmente incluídos no estudo. Após a aplicação dos critérios de inclusão e exclusão, restaram 26 pacientes para a avaliação final. Estes foram distribuídos aleatoriamente em 2 grupos: grupo de tratamento (n - 15) e grupo de controlo sem tratamento (n - 11). Foram obtidos cefalogramas laterais e moldes dentários antes e imediatamente após a distalização para o grupo de tratamento, e inicialmente e aproximadamente 22 semanas depois para o grupo de controlo. A avaliação estatística das variáveis incluiu a análise de variância mista de 2 vias com P\0,05. O erro do método também foi estimado. Resultados: O período médio de tratamento para alcançar uma relação molar de Classe I completa foi de 17,2 semanas. A análise dos dados mostrou uma distalização significativa dos primeiros molares superiores produzida pelo FCA (média: 4,00 mm) quando comparada com o grupo não tratado (média: 0,95 mm). A taxa de movimentação dos molares foi de 1,00mm por mês, porém associada à inclinação distal dos primeiros molares ($8,56^0$) e à perda de ancoragem da unidade dentária anterior, em termos de aumento do overjet (0,68mm), movimentação mesial (1,86mm) e inclinação ($1,85^0$) dos primeiros pré-molares ou primeiros molares decíduos. Os primeiros molares superiores também se deslocaram para vestibular (1,37mm), mas não houve rotação distal significativa. Conclusões: O FCA é um aparelho eficiente para distalizar molares na dentição mista sem rotações distais. Entretanto, esses movimentos estão associados à inclinação distal dos molares e à perda de ancoragem dos dentes anteriores

- **Pratik Chandra et al (2012)**[69] - Os procedimentos de distalização de molares têm sido muito úteis na gestão de casos limite sem extração. Ao longo dos anos, os procedimentos têm sofrido muitos aperfeiçoamentos para atingir o objetivo do tratamento com maior precisão. Isto foi possível graças a uma melhor compreensão da fisiologia óssea, do movimento dentário, da biomecânica e dos novos biomateriais. A primeira tentativa de distalização de molares tem forças extra-orais com aparelhos extrabucais. O tipo e a direção do aparelho extrabucal são determinados durante o diagnóstico e o planeamento do tratamento. Isto levou à evolução de vários aparelhos intra-orais de distalização de molares. O aperfeiçoamento destes aparelhos tem-se concentrado principalmente em conseguir o movimento corporal do molar em vez de uma simples inclinação. Os implantes estão a ser cada vez mais apreciados e deram início a uma nova era no tratamento ortodôntico.

A distalização de molares não é exceção. É necessária mais investigação antes de se chegar a uma posição final sobre o assunto.

Extração

Hunter (1771)70 - John Hunter reconheceu o papel da extração na Ortodontia no seu livro *Natural History of the Teeth*. Ele foi o primeiro autor a se manifestar contra a extração, alegando que ela inibia o crescimento

Delabarre (1800)[71] - No início do século XIX, a extração do primeiro pré-molar superior era o método de rotina para o tratamento da má oclusão de classe II div I, mas Delabarre alertou, em 1818, para as sequelas indesejáveis. Ele disse: "É muito mais fácil extrair dentes do que determinar se é absolutamente necessário".

Calvin Case (1893)[72] - reintroduziu a extração em 1893, argumentando que, embora as arcadas pudessem ser expandidas para que os dentes pudessem ser colocados em alinhamento, nem a estética nem a estabilidade seriam satisfatórias a longo prazo. . Só o fez em casos graves (cerca de 6%), foi condenado pela prática. Entre a publicação da sua sexta e sétima edições, angle renunciou às extracções. As razões avançadas para esta reviravolta incluem a sua aceitação da *lei de Wolff*, que Angle interpretou como significando que os recém-nascidos podiam crescer depois de os dentes terem sido deslocados das suas bases ósseas e a sua convicção de que o funcionamento adequado da dentição podia manter os dentes nas suas posições corretas. Uma razão mais pessoal pode ter sido o seu desapontamento com o resultado da sua max argumentava que os dentes podem ser extraídos ocasionalmente para produzir resultados duradouros. O tratamento de extração dos pré-molares maxilares da sua mulher, Anna, por causa de uma protrusão, mesmo assim, foi dito que ele o tolerava em privado. Case abriu uma lata de vermes quando se apresentou em Chicago, na reunião anual da National Dental Association, em julho de 1911, com o seu artigo "The Question of extraction in Orthodontia". A discussão que se seguiu transformou-se num debate em grande escala. Martin Dewey segurou a luva para os não-extraccionistas, desafiou a credibilidade de Cases e ridicularizou-o. Abrindo caminho para o julgamento de Scopes 14 anos mais tarde, Calvin Case citou a teoria da evolução de Darwin, enquanto Dewey defendeu a criação especial. Apesar de Case ter sido apoiado por argumentos impressionantes de Matthew Cryer, um anatomista de renome, os seguidores de Angle ganharam o dia e, nos 30 anos seguintes, a extração de dentes para fins ortodônticos desapareceu essencialmente da cena americana. Ortodontistas como John Mershon, Joseph Johnson e George Crozat projetaram aparelhos que se baseavam na filosofia de não extração, o que ajudou a perpetuar a filosofia, mas na década de 1930 os dentistas estavam começando a notar recaídas.

Charles H. Tweed (1936)[73] - Tweed, da faculdade de Angle em 1928, estava mais preocupado com a protrusão dentária e a estética facial insatisfatória. A sua insatisfação levou-o a começar a extrair 4 pré molares em certos pacientes, depois de inicialmente ter seguido o dogma da não extração de Angle. Na reunião anual da AAO de 1940, Tweed apresentou 100 registos de casos consecutivos representando pacientes inicialmente tratados sem extração e depois tratados com a remoção dos 4 primeiros pré-molares.

Ele defendia o posicionamento dos incisivos mandibulares na vertical sobre o osso basal (aproximadamente 90^0 do ângulo do plano mandibular) e argumentava que a expansão das unidades dentárias para fora desse osso levava à instabilidade. A extração na dentição permanente tornou-se rapidamente a estratégia de tratamento mais comum para a correção das más oclusões de classe I e II e, como Allan Brodie observou, "em breve o ar ficou cheio de bicúspides". A prevalência de extração subiu de uns modestos 30% em 1953 para 76% em 1968. Tweed não extraía indiscriminadamente, no entanto, em muitos pacientes, os profissionais consideravam a remoção de 4 pré-molares como a saída fácil para o problema do comprimento da arcada. O critério de Tweed para o equilíbrio facial era a posição dos incisivos centrais, a partir do triângulo de Tweed desenvolvido (1936). A sua mecânica envolvia uma ortodoxia rígida e demorada e termos como preparação de ancoragem, dobras de ponta para trás e movimentos em massa tornaram-se parte do vernáculo. Os excelentes resultados não tardaram a atrair seguidores. Os visitantes do seu gabinete em Tucson, Arizona, levaram-no, em 1941, a realizar seminários. Estes evoluíram (1947) para cursos formais de instrução, inicialmente chamados de cursos Tweed e a partir deles desenvolveu-se a fundação Charles H. Tweed para a investigação ortodôntica.

Tucson tornou-se a meca de uma disciplina Edgewise exigente. O sucesso dos seus cursos atesta o facto de que os ortodontistas de profissão tinham muitas dúvidas sobre a abordagem correta do tratamento.

B. F. Dewel (1954)[74] - A interceção de certas formas de má oclusão com um programa preliminar de extração em série tem um lugar legítimo na ortodontia, desde que as indicações sejam corretas e o deslocamento pós-extração seja controlado por meios mecânicos. O procedimento é relativamente novo e altamente controverso. Muitos casos que parecem irremediáveis quando examinados pela primeira vez podem ser tratados, é claro, com razoável sucesso sem extração. A responsabilidade ortodôntica consiste em distinguir entre os casos que responderão a um tratamento ideal e aqueles que devem ser submetidos, no início, a medidas de compromisso, se se quiser evitar uma recidiva e um segundo período de tratamento demorado com extração.

T. M. Graber (1969)[75] - Existem muitas técnicas que implicam a remoção dos quatro primeiros pré-molares em conjunto com a mecanoterapia fixa. Se houver deficiências significativas de comprimento de arcada em ambos os arcos e problemas para estabelecer um sistema dentário normal e equilibrado, essa pode muito bem ser a melhor escolha. No entanto, a remoção de quatro pré-molares numa má oclusão de Classe II, Divisão 1, muitas vezes torna o controlo da sobremordida ainda mais difícil, a eliminação da atividade muscular anormal ainda mais onerosa e o controlo da inclinação axial dos incisivos superiores e inferiores mais exigente em termos de torque, com potencial resposta iatrogénica. . Num estudo de 150 casos de Classe II, Divisão 1, observei que dois terços dos pacientes tinham arcos inferiores essencialmente normais, no que diz respeito à forma do arco e à posição dos dentes. O problema era, em grande parte, a relação espacial do maxilar inferior com o maxilar superior (e os dentes). Isto confirma a impressão de que a extração na arcada mandibular não é frequentemente necessária.

F. G. Thompson (1977)[76] - O verdadeiro caso limite, com um bom perfil facial e um ligeiro grau de apinhamento, continua a ser um desafio. Se fosse tratado sem extração, havia inevitavelmente alguma recidiva do apinhamento, e se os primeiros pré-molares fossem extraídos, corria-se o risco de estragar o perfil e a extração dos segundos pré-molares estava indicada em - Bom perfil com apinhamento ligeiro, Perfil plano com apinhamento moderado, Relação da arcada de Classe II divisão 1 na base esquelética I com apinhamento mandibular ligeiro, Relação da arcada de Classe III ligeira com apinhamento ligeiro na arcada maxilar.

Robert M. Little (1981)[77] - Avaliação pelo menos 10 anos após a retenção de sessenta e cinco casos previamente tratados na fase de dentição permanente com extracções de primeiros pré-molares, mecânica tradicional edgewise e retenção revelou uma variação considerável entre os pacientes. A resposta a longo prazo ao alinhamento anterior da mandíbula foi imprevisível; nenhuma variável, como o grau de apinhamento inicial, idade, sexo, classificação de Angle, etc., foi útil para estabelecer um prognóstico. Tipicamente, a largura e o comprimento do arco diminuíram após a contenção, independentemente da expansão ou constrição do tratamento. Dois terços dos pacientes apresentaram um alinhamento anterior inferior insatisfatório após a contenção. Os casos que eram minimamente apinhados antes do tratamento tornaram-se normalmente mais apinhados, enquanto que os casos de apinhamento inicialmente severo foram normalmente moderados.

Samir E. Bishara (1986)[78] - Nesta revisão exaustiva, são discutidos vários parâmetros relacionados com as extracções de segundos molares maxilares e mandibulares. Os parâmetros revistos incluem o momento das extracções e o efeito das extracções na erupção dos terceiros molares, interdigitação posterior e imbricação dos incisivos. As vantagens e limitações deste procedimento são delineadas. A informação disponível sugere fortemente que a extração dos segundos molares alivia o apinhamento na parte posterior da arcada, provoca uma erupção mais rápida dos terceiros molares e diminui o número de terceiros molares não irrompidos e/ou impactados.

Peter S. Vig et al (1990)[79] - Realizaram um estudo para determinar se existia uma relação sistémica entre a frequência relativa dos tratamentos de extração e a duração da terapia com aparelhos activos. Foram examinados os registos de 438 pacientes de consultórios privados. A duração do tratamento foi afetada por diversas variáveis, tais como o número de arcadas tratadas, o número de fases de tratamento e a prática selecionada. Quando comparados os tratamentos com extração e sem extração, a duração média do tratamento foi de 31,2 e 31,3 meses, respetivamente. No entanto, os dados dos consultórios individuais indicaram que o tratamento com extração em cada um dos consultórios teve uma duração mais longa do que a terapia sem extração.

J. M. H. Dibbets e L. Th. van der Weele (1991)[80] - foi feita uma comparação entre a não extração, a extração de todos os primeiros pré-molares e a extração de outros dentes no que diz respeito à disfunção craniomandibular (DMC) e concluiu-se que o padrão de crescimento original que fez com que os dentes fossem selecionados para extração - e não a extração em si - é o fator mais provável responsável pela frequência de DMC registada anos mais tarde.

Percy E. Luecke e Lysle E. Johnston (1992)[81] - Quarenta e dois pacientes "edgewise" com más oclusões de Classe II, Divisão 1, tratados em conjunto com a extração de dois primeiros pré-molares superiores. Foram utilizadas sobreposições cefalométricas regionais e anteriores da base do crânio para quantificar os componentes individuais das correcções dos molares e do overjet, para medir tanto no mento como nos côndilos o deslocamento mandibular observado durante o tratamento, e para examinar até que ponto esse deslocamento está relacionado com a correção da protrusão dos incisivos superiores. 70% da amostra mostrou um deslocamento líquido para frente do osso basal mandibular. 30% dos pacientes que mostraram evidência de deslocação distal eram geralmente pacientes que não cresceram e que sofreram uma perda de ancoragem superior à média na mandíbula e inferior à média na maxila

Julie Ann Staggers (1994)[82] - O tratamento ortodôntico envolvendo a extração dos primeiros pré-molares tem sido apontado na literatura odontológica como um fator etiológico no desenvolvimento de distúrbios da articulação temporomandibular (ATM). Autores têm proposto que a extração dos primeiros pré-molares causa uma diminuição na dimensão vertical de oclusão. O objetivo do presente estudo foi investigar a validade dessa afirmação. Verificou-se que não há diferença estatisticamente significativa entre as alterações verticais ocorridas nos grupos com e sem extração.

Samir E Bishara et al (1995)[83] - comparou as caraterísticas dentofaciais pré-tratamento de pessoas com má oclusão de classe II, div I, tratadas com ou sem extração, para identificar qual o parâmetro que influencia a decisão de extração. Foram obtidos e traçados cefalogramas laterais. Verificaram que o grupo com extração apresentava maiores discrepâncias entre o tamanho dos dentes e o comprimento da arcada, tanto na maxila como na mandíbula; os lábios superiores e inferiores nos homens e os lábios inferiores nas mulheres eram significativamente mais protrusivos nos indivíduos tratados com extracções de quatro primeiros pré-molares. Estes resultados indicam que, neste grupo de pacientes, a protrusão labial é um dos parâmetros mais importantes em que se baseia a decisão de extração.

A correção de muitas más oclusões requer espaço para mover os dentes para uma localização mais ideal. Nesta dissertação, discutimos vários métodos de obtenção de espaço que têm sido utilizados desde 1860 até 2012.

Expansão do arco

A expansão da arcada tem sido um dos meios mais antigos de criar espaço nas arcadas dentárias. No entanto, a expansão tem permanecido um dogma para os ortodontistas, uma vez que tem sido afetada por controvérsia após controvérsia. A expansão rápida versus a expansão lenta. Se rápida, até que idade? Quando? E quanto é que é suficiente? Quando é que a expansão é lenta e quando é que é rápida? As controvérsias continuarão e o mesmo acontecerá com a utilização de dispositivos de expansão. A expansão das arcadas dentárias através de uma variedade de tratamentos ortodônticos, incluindo aqueles que incorporam aparelhos fixos, é bem conhecida.

CLASSIFICAÇÃO DOS APARELHOS DE EXPANSÃO

O ortodontista dispõe de uma série de aparelhos que podem ser utilizados para a expansão da arcada. Os aparelhos utilizados para a expansão das arcadas podem ser divididos de várias formas.

(A) Com base no aparelho utilizado para a expansão

i) . Aparelho amovível - por exemplo, mola de Coffin

ii) . Aparelho semi-fixo - por exemplo, aparelho modular 3D

iii) . Aparelho fixo - por exemplo, parafuso Hyrax

(A) Com base no efeito causado pela força

i) . Expansão ortodôntica

ii) . Expansão passiva

iii) . Expansão ortopédica

i) . Expansão ortodôntica ou expansão lenta

A expansão das arcadas dentárias pode ser produzida por uma variedade de tratamentos ortodônticos, incluindo aqueles que utilizam aparelhos fixos. A mola de Coffin é o melhor exemplo de verdadeira expansão ortodôntica, pois as alterações produzidas afetam principalmente a porção dentoalveolar. A expansão ortodôntica das arcadas dentárias produz movimentos laterais dos segmentos vestibulares posteriores, com tendência para a inclinação da coroa e consequente inclinação lingual da raiz.

1) Expansão da arcada, na qual um grupo de dentes é deslocado para expandir o perímetro da arcada.

2) Reposicionamento de dentes individuais dentro da arcada.

Placas activas para expansão do arco

A estrutura de uma placa ativa é uma placa de base feita de acrílico ou de um material semelhante (termoplástico). Esta serve de base na qual estão embutidos os parafusos de macaco ou as molas e à qual são fixados os fechos. O elemento ativo de uma placa de dilatação é quase sempre um parafuso de macaco colocado de forma a manter unidas as partes da placa. A abertura do parafuso com a chave separa as secções da placa.

A utilização do parafuso oferece a vantagem

- A quantidade de movimento pode ser controlada.
- A placa de base mantém-se rígida apesar de ter sido cortada em duas partes.
- As desvantagens são:
- A ativação do parafuso produz uma força pesada que decai rapidamente e
- A ativação rápida do aparelho pode danificar os dentes.

Quando um parafuso é usado para aplicar força contra um grupo de dentes, a quantidade de força sentida por cada dente individual é reduzida. Além disso, mesmo com os melhores grampos, se o nível de força se tornar demasiado elevado, é provável que o aparelho seja deslocado antes de ocorrerem danos.

A deslocação é o problema mais comum das placas de expansão. Se o parafuso for ativado muito rapidamente, o aparelho é deslocado para longe dos dentes em vez de a arcada ser expandida.

A maioria dos parafusos abre 1 mm por volta completa, de modo que um quarto de volta produz 0,25 mm de movimento dentário. A taxa de movimento ativo do dente não deve exceder 1 mm por mês.

O parafuso para ativar um aparelho removível para expandir a arcada maxilar não deve, em circunstância alguma, ser ativado mais do que duas vezes por semana, uma taxa que produz um movimento de 1 mm por mês. Com a placa deste tipo, é geralmente preferível colocar o aparelho na boca, rodar o parafuso com o aparelho firmemente mantido em posição e não o retirar durante várias horas após a ativação.

1) EXPANSÃO ANTERIOR DOS INCISIVOS SUPERIORES

A utilização de uma placa do tipo Schwarz (fig. 15) permite a expansão anterior dos incisivos superiores.

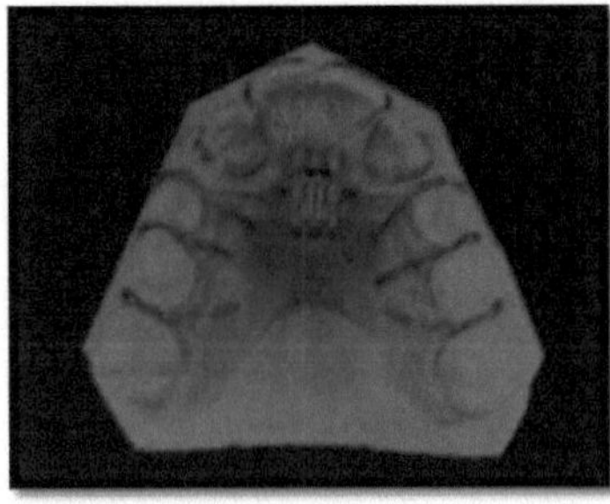

fig. 15: Placa de Schwarz para correção de uma mordida cruzada anterior

Utilizar:

Mordida cruzada anterior

A superfície oclusal dos dentes posteriores deve ser coberta com o material da placa de base.

Retenção:

- A retenção pode ser efectuada permitindo que o material flua nos cortes inferiores vestibulares e linguais.
- Os fechos de retenção estão incorporados.

2) EXPANSÃO TRANSVERSAL DAS ARCADAS

CONCEPÇÃO DO APARELHO:

Uma placa ativa dividida na linha média irá expandir a arcada, inclinando os dentes posteriores para vestibular.

LIMITAÇÕES:

- Este aparelho não é indicado para mordida cruzada esquelética.
- A expansão lateral do arco mandibular com este aparelho é mais difícil do que a expansão maxilar, porque o parafuso tem de ser colocado anteriormente.
- A expansão da largura inter-caninos mandibulares com um parafuso posicionado anteriormente não é recomendada, porque a força é concentrada contra os dentes incisivos e caninos, pelo que podem ser produzidas forças excessivas e porque a expansão inter-caninos mandibulares não é estável.

3) EXPANSÃO SIMULTÂNEA ANTERIOR E POSTERIOR (fig. 16)

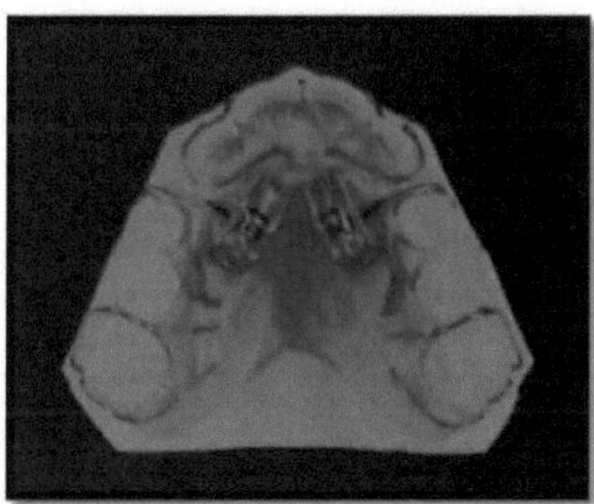

Fig. 16: Expansão anterior e posterior simultânea

CONCEPÇÃO DO APARELHO:

A conceção baseou-se na placa original "Y" do tipo Schwarz (fig. 17), que está dividida em três segmentos diferentes.

UTILIZAÇÃO:

- Expandir simultaneamente os dentes posteriores maxilares lateralmente e os incisivos anteriormente.

LIMITAÇÃO:

A força produzida é pesada e intermitente.

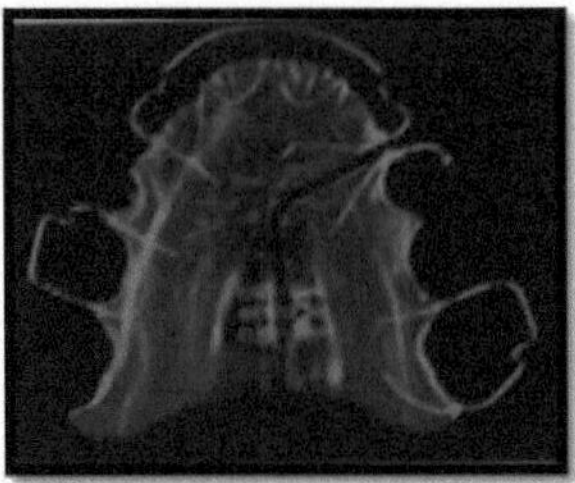

Fig. 17: Placa de Schwarz tipo "Y

Uma variante da placa em Y divide a placa de base em apenas duas secções, uma grande e outra pequena. Em qualquer placa dividida assimetricamente, a ativação do parafuso produzirá mais força por unidade de área no segmento mais pequeno da placa de base do que no maior, pelo que deverá haver mais movimento no segmento pequeno

ii] Expansão passiva:

Quando as arcadas dentárias são protegidas das forças da musculatura vestibular e labial, ocorre frequentemente o alargamento das arcadas dentárias. Essa expansão não é produzida pela aplicação de forças biomecânicas extrínsecas, mas sim por forças intrínsecas, como as produzidas pela língua. Exemplos de expansão passiva são as alterações dimensionais nas arcadas dentárias produzidas por -

1) Aparelho de Frankel

2) Rastreio oral

3) Para-choques labial

4) Bionizador

iii] Expansão ortopédica

O termo ortodontia ortopédica foi introduzido para descrever os procedimentos desenvolvidos para alterar a relação dos ossos para facilitar a correção da má oclusão. Isso implica que as estruturas faciais em desenvolvimento não seguem um padrão de crescimento imutável, mas sim um padrão que pode ser alterado permanentemente pela aplicação de forças que induzem a translação e a mudança na relação dos ossos. Se o padrão de desenvolvimento craniano e facial fosse geneticamente predeterminado e imutável, então é claro que qualquer tentativa de mover os ossos de um padrão anormal para outro mais "normal" ou com uma relação estética agradável estaria condenada ao fracasso se as forças geneticamente determinadas que perpetuam o padrão anormal continuassem a atuar. O resultado final a longo prazo poderia ser um retorno à posição original, e o resultado ortodôntico final recairia numa oclusão anormal novamente. No entanto, o problema pode não ser tão simples, pois, embora os factores genéticos estejam envolvidos no desenvolvimento de algumas más oclusões e as forças moleculares que operam estejam fora do nosso controlo, ou mesmo da nossa compreensão nesta fase do conhecimento, o estudo da patologia mostra que as forças ambientais e hormonais podem produzir um padrão facial anormal com má oclusão associada.

1) A primeira ERM foi feita por Emerson Colin Angell (1860)6, de *São Francisco*. Ele colocou um aparelho (fig. 18) entre os pré-molares superiores de uma menina de 14 anos e meio e alargou sua arcada em um quarto de polegada em duas semanas.

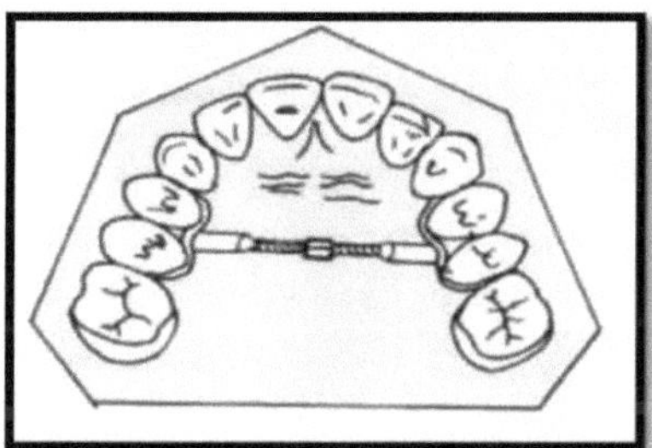

Fig18: Aparelho de expansão de Emerson Angell

Desde os dias de Angell, a filosofia de que os aparelhos ortodônticos poderiam ser usados para induzir forças oclusais naturais para estimular o crescimento ósseo normal tem sido proposta, desafiada, discutida e periodicamente pesquisada. As tentativas de crescimento ósseo ou de alteração da relação entre os ossos têm sido espasmódicas, com ondas de entusiasmo seguidas de rejeições, uma vez que o estudo dos resultados a longo prazo gerou dúvidas sobre a validade da filosofia. O caso pode não ser tão preto e branco. No animal experimental, não há dúvida de que, com forças apropriadas, a expansão palatina ocorre. Os estudos clínicos também demonstraram que, em algumas crianças, a expansão lateral dos maxilares pode ser mantida e a correção da má oclusão pode ser conseguida, pelo menos, até 5 anos.

Noutros casos, foi demonstrado o movimento anterior ou posterior da maxila, mas se isso resultou em alterações faciais e oclusais permanentes ainda está sujeito a investigação. A questão está apenas parcialmente resolvida, apesar de serem numerosos os estudos sobre a movimentação dos ossos por aplicações ortodônticas; na verdade, nem todos os importantes ainda foram apresentados por falta de conhecimento do problema. Por exemplo, são ainda rudimentares as informações precisas sobre o efeito de diferentes graus de força na translação maxilar, bem como sobre os efeitos da idade, sexo, estimulação hormonal, diferenças na estrutura das suturas e factores extra-esqueléticos, como a função e o crescimento dos músculos da mastigação, hábitos linguísticos, padrões respiratórios e doenças crónicas. Mesmo quando os ossos foram movimentados, não se conhece a magnitude, a direção e a natureza das forças que induzem a recidiva ou que lhe resistem. Mesmo o conhecimento das alterações teciduais durante a expansão e a recidiva é rudimentar.

Os aparelhos de ERM (Fig. 19) são os melhores exemplos de expansão ortopédica verdadeira, pois as mudanças são produzidas principalmente nas estruturas esqueléticas subjacentes e não pelo movimento dos dentes através do osso alveolar[84,85] . A ERM não apenas separa a sutura palatina mediana, mas também afeta os sistemas suturais circunzigomático e circumaxilar.

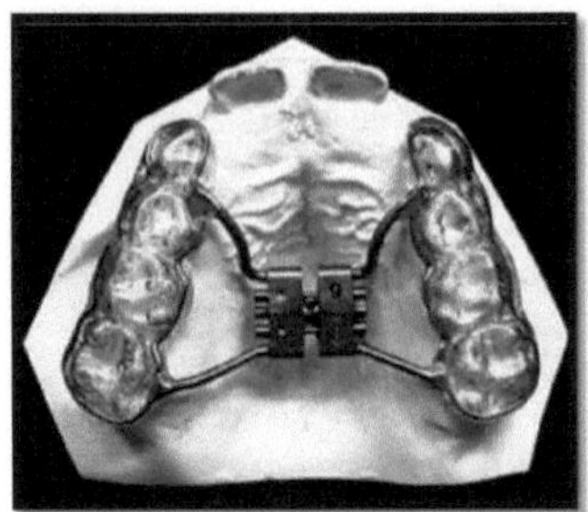

Fig. 19: Aparelho de expansão rápida da maxila com tala acrílica

Depois de o ortodontista alargar o palato, é depositado osso novo na área de expansão, de modo que a integridade da sutura palatina mediana é normalmente restabelecida no prazo de 3 a 6 meses.

- Expansão rápida da maxila

A expansão rápida da maxila ou expansão palatina ocupa um nicho único na terapia dentofacial. A primeira utilização relatada de um dispositivo de expansão rápida remonta ao ano de 1860, quando Emerson C. Angell utilizou pela primeira vez um aparelho do tipo duplo parafuso de macaco (Fig. 20) para expandir a maxila numa rapariga de *14 anos de idade*.[6]

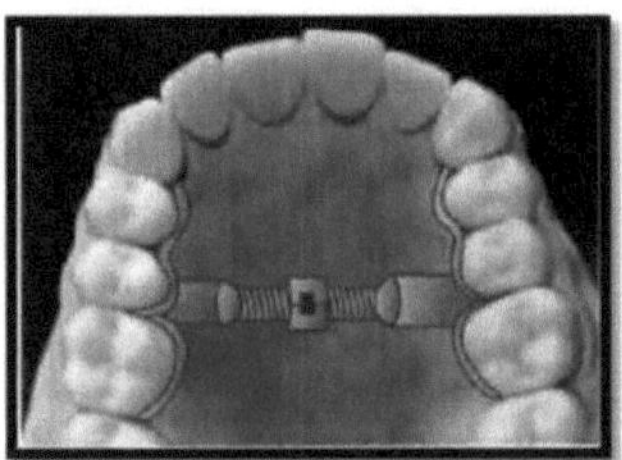

Fig. 20: Aparelho de duplo parafuso

Conseguiu um aumento da largura do arco de 0,25 polegadas em duas semanas, resultando num diastema da linha média.

O segundo exemplo de um aparelho mais simples sem o uso de parafuso foi no ano de 1869, quando Walter Coffin[7] demonstrou a expansão da arcada maxilar usando sua mola de Coffin. A mola de Coffin era conhecida por causar a separação da sutura palatina mediana em crianças pequenas. No entanto, os dispositivos de expansão rápida da maxila da altura não ganharam popularidade. Os aparelhos de expansão lenta permaneceram em voga e só em 1956 é que Korkhaus reintroduziu o aparelho nos Estados Unidos da América. Foi o trabalho árduo, com extensa pesquisa em animais, que Andrew Haas conseguiu popularizar o aparelho de expansão rápida da maxila.

Antecedentes históricos - O maxilar estreito é reconhecido há milhares de anos, mas não era possível um tratamento eficaz até há relativamente pouco tempo. O primeiro relato publicado de um paciente tratado por ERM, um número de técnicas rudimentares de expansão lenta pode ser recolhido dos trabalhos dos primeiros dentistas, por exemplo, Fauchard (1728), Bourdet (1757), Fox (1803), Delabarre (1819), mas a ERM não deveria surgir de um passado tão ilustre.

Emerson C. Angell[6] colocou um aparelho aparafusado entre os pré-molares superiores de uma rapariga com 14 % de idade e alargou a sua arcada um quarto de polegada em duas semanas.

Este aparelho era colocado na boca, quando o eixo era feito girar até que a fixação se tornasse uniformemente firme, quando o paciente recebia a chave e era instruído a manter o eixo tão uniformemente apertado quanto possível, no final de duas semanas, a mandíbula era alargada de modo a deixar um espaço entre os dois incisivos frontais, mostrando que os ossos maxilares tinham sido separados, enquanto o incisivo lateral superior esquerdo tinha sido trazido completamente para fora dos dentes inferiores. O artigo de Angell trazia discursos sobre a erupção dos primeiros molares permanentes e sua importância no estabelecimento da oclusão. Foi a primeira vez que um parafuso duplo com roscas opostas foi descrito e utilizado em Ortodontia. O trabalho de Angell apareceu em duas partes na San Francisco Medical press como os dentes permanentes ou adultos e simultaneamente no Dental Cosmos como tratamento de irregularidades dos dentes permanentes ou adultos. Criou um furor nos círculos do establishment e o editor da Dental Cosmos prefaciou a sua edição com este comentário. Angell não podia ficar indiferente a esta depreciação da sua credibilidade e as coisas pioraram pelo facto de um dos diagramas ter sido publicado com os incisivos centrais juntos em vez de mostrar o diastema mediano que está sempre presente quando a sutura foi aberta.

Irregularidades dos dentes e seu tratamento. No qual deu mais pormenores sobre a história do caso. Voltou a afirmar que os maxilares tinham sido separados e que o espaço tinha sido preenchido com osso novo.

Filosofia para a utilização de aparelhos RME

O aparelho de ERM é essencialmente um aparelho ortopédico dentofacial, que tende a produzir suas alterações através da divisão da sutura palatina mediana. O raciocínio é que, se forças extremas são aplicadas sobre as prateleiras palatinas, a sutura intercalar se divide e resulta em verdadeiras alterações esqueléticas. Os dentes são geralmente utilizados com o objetivo de transmitir as forças ao osso maxilar propriamente dito.

Anatomia da sutura palatina média e da maxila

O palato duro é composto pelo processo palatino da maxila e pelo processo maxilar dos ossos palatinos. Os ossos palatinos, juntamente com a maxila, formam também o pavimento do nariz e uma parte das paredes laterais da cavidade nasal. O osso palatino articula-se com a maxila através de uma sutura palatina transversal e forma a parede lateral da cavidade nasal. Posteriormente, o osso palatino articula-se com o processo pterigoide do esfenoide. Os ossos maxilares articulam-se posterior e superiormente com vários ossos, incluindo o frontal, etmoidal, nasal, lacrimal, zigomático, etc. Assim, as faces anterior e inferior são relativamente livres. A sutura interpalatina une os ossos palatinos emparelhados nas suas placas horizontais e é uma continuação da sutura intermaxilar. Teoricamente, ela forma a junção dos três pares de ossos opostos - a pré-maxila, a maxila e os palatinos. Na prática, são tratados como uma única entidade - a sutura palatina média (SPM).

Estudos indicam que o desenvolvimento da sutura palatina mediana passa por três estágios distintos. Apresenta uma grande variação individual para o fechamento, indo dos 15 aos 19 anos de idade. Um maior grau de obliteração ocorre posteriormente do que anteriormente, com obliteração máxima na terceira década de vida.

Efeitos da ERM nos dentes maxilares e no osso alveolar

Os dentes posteriores são usados como alças para transmitir forças para a maxila. Eles tendem a inclinar-se para vestibular (fig. 21a e 21b) devido à compressão do ligamento periodontal no lado da pressão.

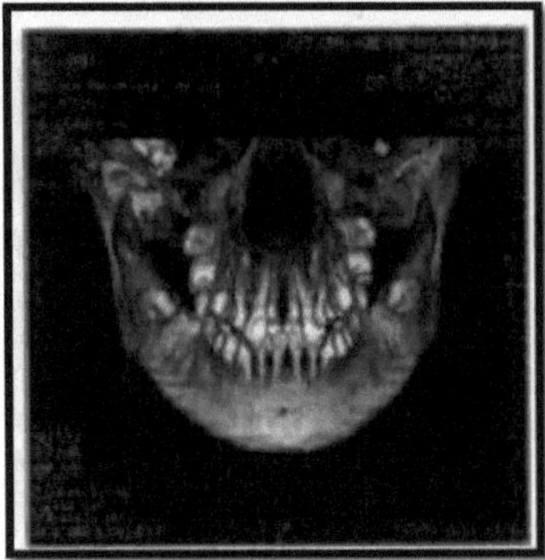

Fig. 21a: Inclinação axial normal dos molares de ancoragem

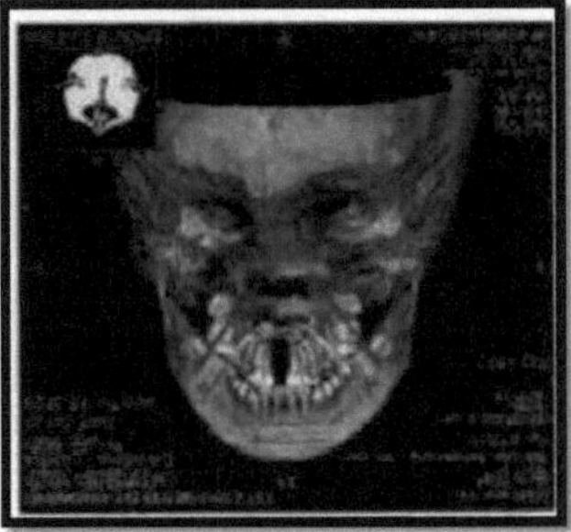

Fig. 21b: Molares de ancoragem com ponta vestibular

Há flexão do processo alveolar adjacente, juntamente com inclinação limitada e/ou movimento ortodôntico extrusivo dos dentes. Há uma aparência distinta de diastema na linha média (Fig. 22), que aparece poucos dias após o início da terapia com ERM.

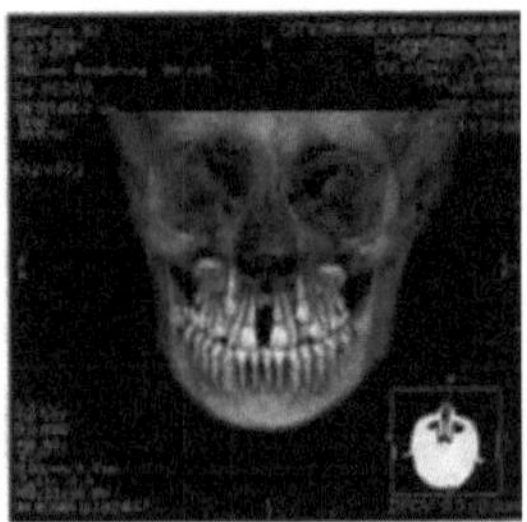

Fig. 22: O efeito da expansão rápida da maxila na sutura palatina mediana, Note o diastema da linha média

O diastema é geralmente metade da distância a que o parafuso é ativado. É referido que o diastema fecha simultaneamente no prazo de 6 meses devido à tração de fibras trans-septal (Fig. 23)

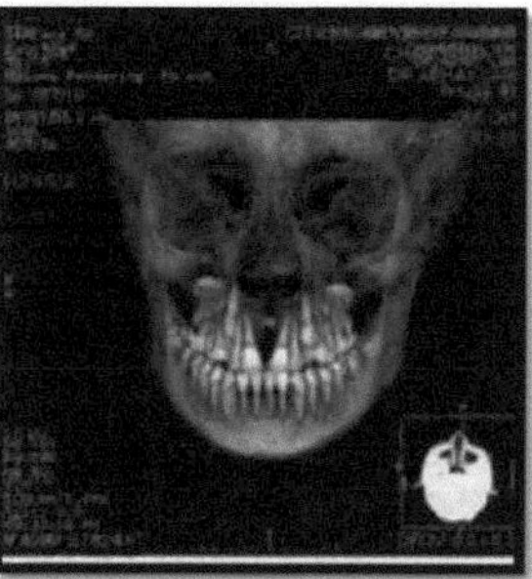

Fig. 23: O diastema da linha média fecha em 6 meses devido à tração de fibras trans-septais

Efeitos esqueléticos dos maxilares

Os processos palatinos separam-se de forma triangular ou em cunha quando vistos oclusalmente (Fig. 24)

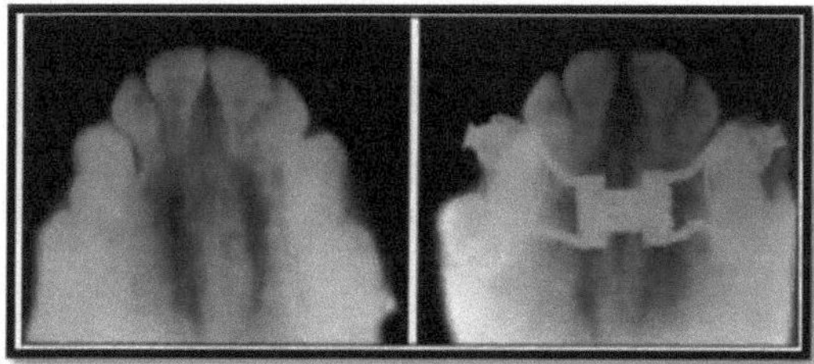

Fig. 24: A divisão triangular da sutura palatina média é evidente na vista oclusal Radiografia

Os pontos mais anteriores e inferiores deslocam-se a uma distância máxima com o fulcro algures na via aérea nasal. Uma abertura triangular semelhante é também observada na direção supero-inferior (Fig. 25), máxima em direção à cavidade oral e progressivamente menor em direção ao aspeto nasal.

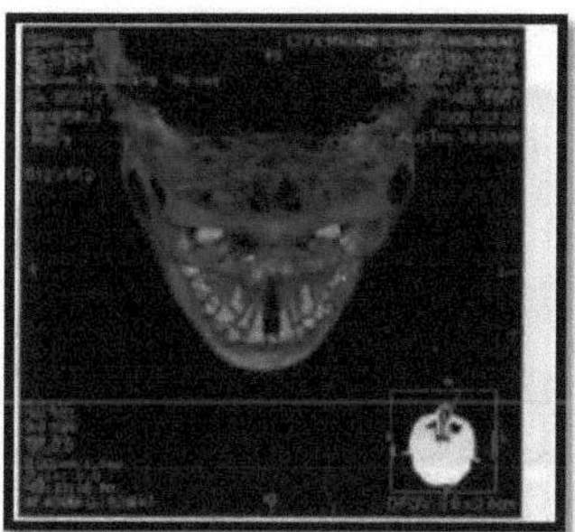

Fig. 25: Divisão triangular do maxilar na vista superoinferior

Na mandíbula

A mandíbula roda para baixo e para trás devido ao movimento descendente dos dentes posteriores maxilares em direção vestibular. As cúspides palatinas dos dentes posteriores maxilares, que idealmente deveriam ocluir no sulco oclusal dos dentes posteriores mandibulares, tendem a ocluir com as vertentes linguais das cúspides vestibulares destes dentes, dando assim o efeito de abertura da mordida. (Fig. 26)

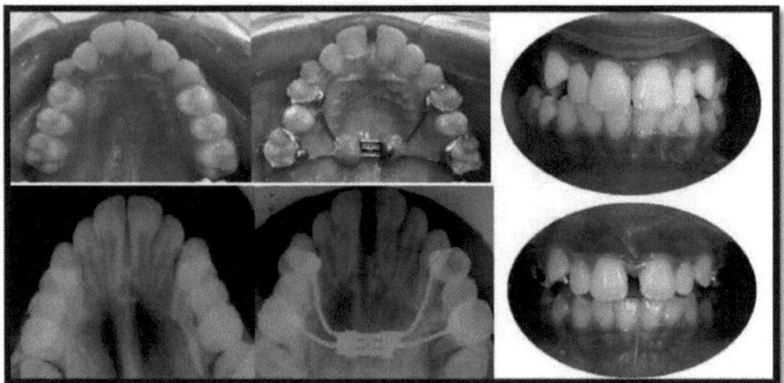

Fig. 26: Vistas antes e durante o tratamento de um paciente com o aparelho de ERM com bandas do tipo Hyrax

Sobre a cavidade nasal e os ossos cranianos adjacentes

A ERM tende a aumentar os espaços intranasais, uma vez que as paredes externas da cavidade nasal se afastam e as prateleiras palatinas se achatam, tornando o pavimento nasal mais largo. Os efeitos podem ser suficientes, por vezes, para corrigir um desvio do septo nasal. A melhoria da respiração nasal é quase universalmente aceite. Os ossos parietais e zigomáticos mostram sinais de algum tipo de realinhamento nas suturas, especialmente em indivíduos mais jovens, o que resulta num atraso na divisão, comprometendo a retenção do aparelho. A colaboração do paciente é fundamental para todos os aparelhos removíveis, pelo que o atraso na divisão faz com que a retenção do aparelho fique comprometida. A colaboração do paciente é fundamental para os aparelhos removíveis.

Indicações para a ERM

Os aparelhos de ERM são idealmente indicados em indivíduos em crescimento com arcos maxilares severamente constritos, envolvendo comprometimento das vias aéreas ou tendências de respiração bucal.

São igualmente indicados nos casos de

- Mordidas cruzadas posteriores com deficiência maxilar real ou relativa
- Pacientes com fissuras
- Juntamente com a terapia com máscaras faciais
- Casos de classe III com deficiência maxilar menor
- Como parte da ortodontia interceptiva
- ***Protocolos de expansão ortopédica***

O aparelho de eleição para utilização em pacientes com dentição mista é o expansor de tala acrílica colada (Fig. 27)

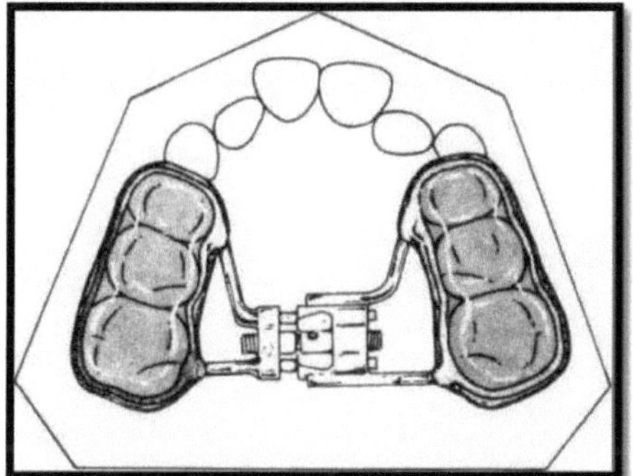

Fig. 27: Expansor de tala acrílica colada

Este aparelho, que incorpora um parafuso do tipo Hyrax numa estrutura de arame e acrílico, é utilizado para separar as metades da maxila. É amplamente reconhecido que a expansão maxilar é conseguida facilmente num indivíduo em crescimento, particularmente em indivíduos com dentição mista.

O aparelho do tipo splint acrílico, feito de Biocryl termoformado com 3 mm de espessura, tem a vantagem adicional de atuar como um bloqueio de mordida, devido à espessura do acrílico que cobre as superfícies oclusais da dentição posterior. O efeito de bloqueio da mordida posterior do expansor de acrílico colado evita a extrusão dos dentes posteriores, um movimento extrusivo frequentemente associado aos aparelhos de ERM com bandas, permitindo assim a utilização deste tipo de expansor em alguns pacientes com ângulos do plano mandibular acentuados.

Adaptação do maxilar

O protocolo de tratamento que envolve a utilização de um expansor colado é ilustrado pelo seguinte exemplo. A morfologia de um paciente na dentição mista com uma largura transpalatina idealizada (p. ex., 34 a 35 mm) pode ser comparada com a de um paciente com uma largura transpalatina estreita (p. ex., 29 mm) (Fig. 28 a, b)

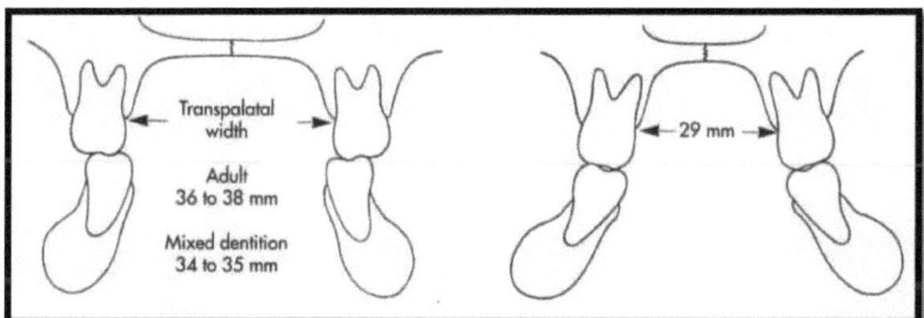

Fig. 28 a: Larguras transpalatais ideais Fig. 28 b: Paciente com maxila contraída

O objetivo do tratamento ortopédico iniciado na dentição mista é reduzir a necessidade de extracções na dentição permanente, eliminando as discrepâncias de comprimento da arcada e os desequilíbrios da base óssea. Em casos de dimensões transversais restritas, é colocado um aparelho de ERM colado. (Fig. 29)

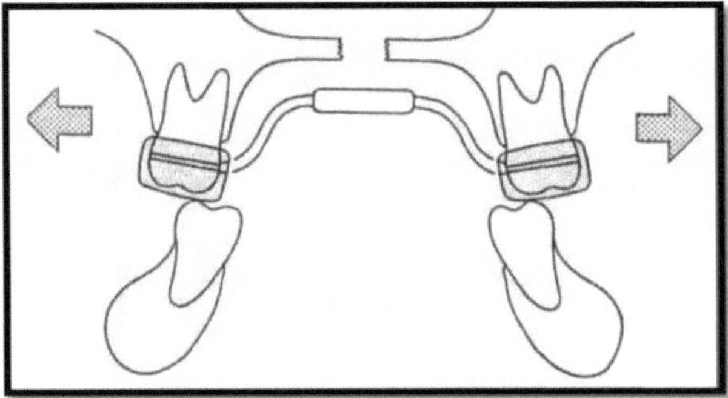

Fig. 29: Efeito da tala acrílica colada do aparelho RME

O parafuso do expansor é ativado um quarto de volta (90 graus ou 0,2 mm) por dia até que as cúspides linguais dos dentes posteriores superiores se aproximem das cúspides vestibulares dos dentes posteriores inferiores. Ao contrário de Haas, que recomenda a abertura total do parafuso de expansão até 10,5 a 11,0 mm (uma ação que normalmente produz uma mordida cruzada vestibular), o autor defende apenas a expansão que for possível, mantendo o contacto entre os dentes posteriores superiores e inferiores. Após o término da fase ativa da expansão, o aparelho permanece no local por mais 5 meses, para permitir a reorganização da sutura palatina mediana, bem como de outros sistemas suturais afetados pela expansão, e para maximizar o efeito do bloqueio da mordida posterior. No final do tempo de tratamento, o aparelho de ERM é removido e o paciente recebe uma placa palatina removível para manter o resultado alcançado. O estudo de Brust e McNamara[86] examinou pacientes tratados com esse tipo de expansor. Poucas mudanças na angulação dos molares superiores foram observadas se uma placa palatina removível foi usada por pelo menos um ano após o tratamento com ERM.

A expansão ativa das duas metades da maxila produz um diastema na linha média entre os dois incisivos centrais superiores. Durante o período após a expansão ativa do aparelho, geralmente é observada uma inclinação mesial dos incisivos centrais e laterais superiores. Esse movimento dentário espontâneo é típico após a ERM, e muitas vezes é interpretado como evidência de "recidiva" pelo paciente ou pelos pais. Cerca de 3 ou 4 meses após o início do tratamento de ERM, braquetes são frequentemente colocados nos incisivos superiores para fechar o diastema da linha média e alinhar os dentes anteriores. Em alguns casos, um arco de utilidade é usado para retrair, intruir ou protrair os incisivos superiores, dependendo das necessidades individuais do paciente.

Adaptação mandibular

Em pacientes cujas arcadas inferiores apresentam apinhamento moderado dos dentes anteriores ou nos quais os dentes posteriores estão inclinados para lingual, dois tipos de aparelhos podem ser utilizados antes da ERM: o aparelho Schwarz removível e o protetor labial. O uso desses aparelhos "descompensadores" (ou seja, que expandem e verticalizam) começou como resultado de experiências iniciais com o uso de aparelhos de ERM colados isoladamente. O autor e seus colegas conseguiram produzir as mudanças esperadas nas dimensões transversais da maxila com o expansor colado com bastante facilidade, mas não fizeram nenhuma tentativa de alargar a arcada dentária inferior ativamente. Depois de avaliar a ERM em pacientes com dentição mista durante um período de 5 anos, eles descobriram que, em alguns pacientes, ocorria um posicionamento vertical espontâneo e um desalinhamento dos dentes inferiores, mas em outros a posição e o alinhamento dos dentes inferiores não se alteravam.

Como uma das regras fundamentais da Ortodontia é que nunca se deve expandir a arcada inferior, o autor e seus colegas estavam relutantes em fazê-lo. No entanto, como a expansão da arcada inferior foi observada esporadicamente com o uso da ERM e como a expansão da arcada foi produzida rotineiramente pelo aparelho FR-2 de Frankel, o autor e seus colegas decidiram tentar a expansão ortodôntica da arcada inferior. O autor e seus colegas decidiram tentar a expansão *ortodôntica* da arcada dentária inferior, utilizando o aparelho removível de Schwarz ou o protetor labial, antes da expansão *ortopédica* da maxila. Eles assumiram que a expansão da arcada inferior não seria estável a menos que a expansão fosse seguida pela expansão ortopédica da maxila.

Tipos de aparelhos RME

Ao longo dos anos, têm sido utilizados numerosos tipos de aparelhos RME. Podem ser melhor classificados como:

- ***Aparelhos amovíveis***
- ***Aparelhos fixos***

- Transmitido pelos dentes
- Transmitido por dentes e tecidos.

- **Aparelhos removíveis RME**

A eficiência dos aparelhos removíveis de ERM é duvidosa. O aparelho consiste basicamente de um parafuso na linha média com grampos de retenção nos dentes classificadores. A placa de acrílico é dividida ao meio e a ativação do parafuso força as duas metades a se separarem, resultando na expansão desejada. Este aparelho é mais eficaz quando utilizado na fase inicial da dentição mista. A sua eficiência na dentição mista tardia e em pacientes mais velhos é suspeita devido à ossificação da sutura palatina média e ao consequente atraso na divisão, o que compromete a retenção do aparelho. A colaboração do paciente é fundamental para todos os aparelhos removíveis.

- **Aparelhos fixos RME**

Os aparelhos fixos de ERM podem ser de origem dentária ou de origem dentária e tecidual.

O aparelho do tipo Isaacson ou Hyrax é o que melhor exemplifica os aparelhos de origem dentária.

- **Aparelhos RME Isaacson**

O aparelho do tipo Isaacson (Fig. 30) consiste numa estrutura metálica soldada tanto labialmente como palatalmente nas bandas dos primeiros pré-molares e molares. Um parafuso com mola, muitas vezes chamado de expansor frontal (desenvolvido na Faculdade de Medicina Dentária da Universidade de Minnesota), é soldado na extensão palatina da estrutura metálica. O fecho de uma porca, que tende a comprimir a mola, ativa o expansor.

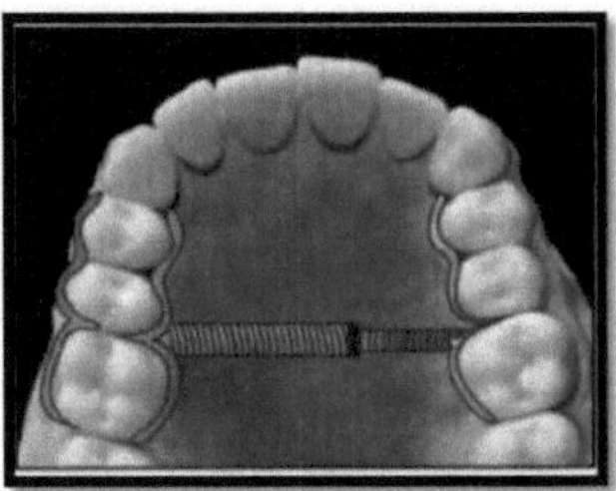

Fig. 30: Aparelho de expansão do tipo Isaacson Utilizando o expansor Minne

- Aparelhos Hyrax RME

Este tipo de aparelhos utiliza o parafuso HYRAX, cujo nome se deve à possibilidade de o manter limpo (o expansor rápido higiénico). O parafuso tem uma extensão de arame pesado, que pode ser adaptada para seguir o contorno do palato e é soldada a bandas metálicas (Fig. 31)

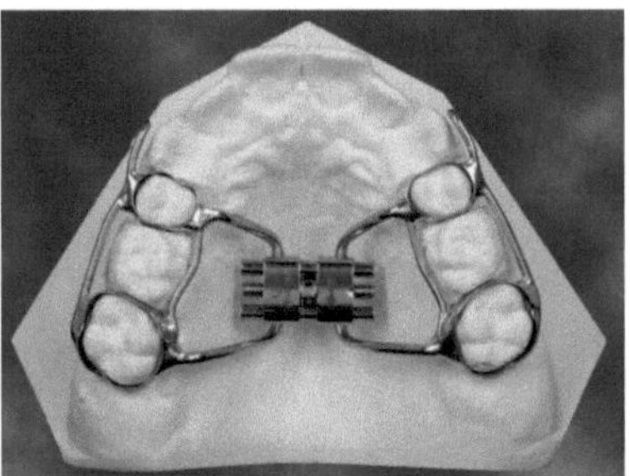

Fig. 31: Aparelho de expansão do tipo Hyrax

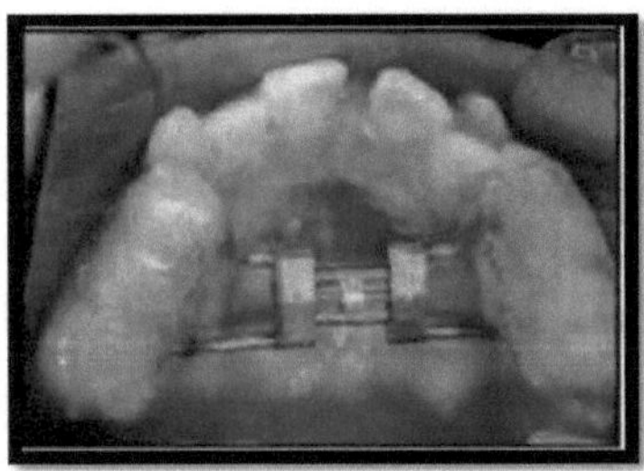

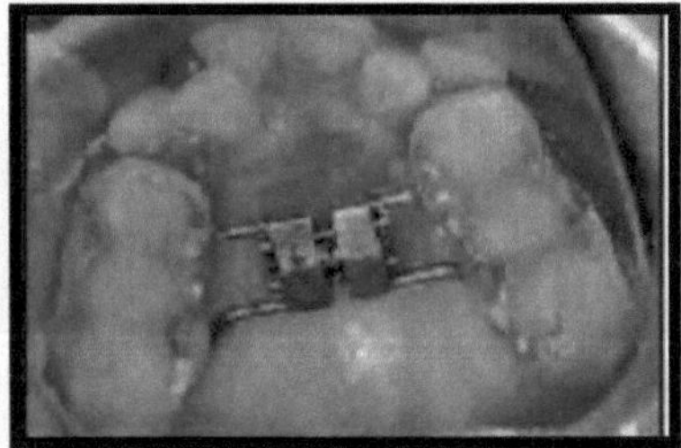

Fig. 32: Vistas pré e pós-expansão do aparelho RME com tala de acrílico

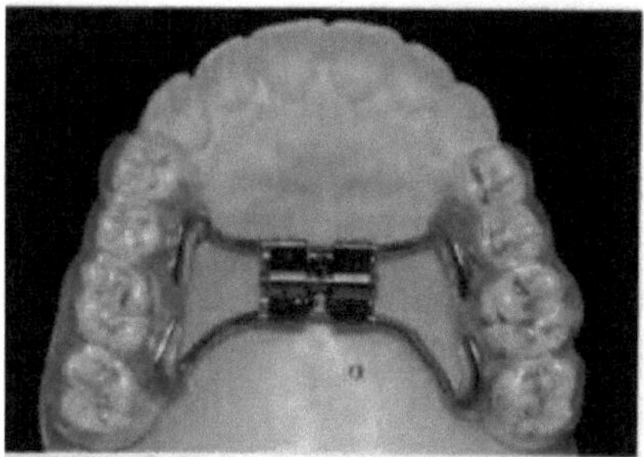

Fig 33: Parafuso RME com talas acrílicas

Os aparelhos de Derichsweiler ou do tipo Hass são os que melhor exemplificam os aparelhos de ERM de origem dentária e tecidular.

- DERICHSWEILER RME ELECTRODOMÉSTICOS

As etiquetas de arame são soldadas a bandas de pré-molares e molares; estas são incorporadas numa placa de acrílico que contém um parafuso na linha média (Fig. 34). Atualmente, este aparelho é raramente utilizado.

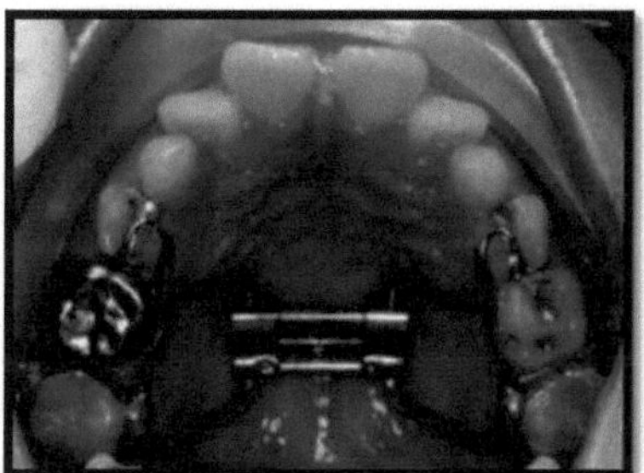

Fig. 34: Aparelhos RME Derichsweiler

- APARELHO HASS RME

Este aparelho é um aparelho rígido que transmite forças não só aos dentes, mas também diretamente às prateleiras palatinas. Possui uma estrutura rígida de arame, que é soldada às bandas dos primeiros pré-molares e molares, tanto vestibularmente como palatalmente. As extensões palatinas do fio de 1,2 mm de diâmetro estão incorporadas numa placa de acrílico que contém um parafuso de expansão na linha média (Fig. 35)

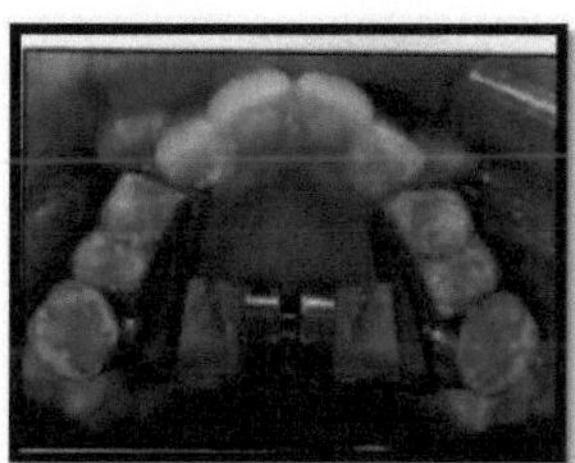

Fig. 35: Aparelho Hass RME

ACTIVAÇÃO DO APARELHO RME

O princípio básico do aparelho envolve a geração de forças que são capazes de dividir a sutura palatina média. Por isso, as forças devem ser definitivamente maiores do que as forças ortodônticas normalmente utilizadas. As forças geradas são de cerca de 10 a 20 libras. Deve ser alcançada uma expansão de 0,2 a 0,5 mm por dia. O parafuso é ativado entre 0,5 a 1 mm por dia e pode esperar-se cerca de 1 cm de expansão em 2 a 3 semanas. Os horários de ativação tendem a variar consoante a idade do doente e a forma do aparelho.

Timms sugeriu uma ativação de 90°, de manhã e à noite, para doentes até aos 15 anos de idade: Em pacientes acima desta idade, ele sugere uma ativação de 45° quatro vezes por dia.

Zimring e Isaacson recomendaram duas voltas por dia durante as primeiras 4 a 5 argilas, seguidas de uma volta por dia em indivíduos em crescimento. Para os adultos, recomendam duas voltas por dia nos primeiros dois dias, seguidas de uma volta por dia nos 5 a 7 dias seguintes e, depois, apenas uma volta em dias alternados até se atingir a expansão desejada. A cirurgia pode ser utilizada como adjuvante da terapia de ERM em doentes adultos, especialmente na terceira década de vida ou mais tarde.

Retenção após terapia com ERM

As correcções obtidas com o aparelho RME são susceptíveis de recidiva, a menos que seja dado tempo suficiente para a reorganização dos tecidos duros e moles em causa. A oclusão está relativamente alterada e não se pode esperar que ajude na retenção. Normalmente, o mesmo aparelho pode ser usado para retenção após a imobilização do parafuso com acrílico de cura a frio (Fig. 36).

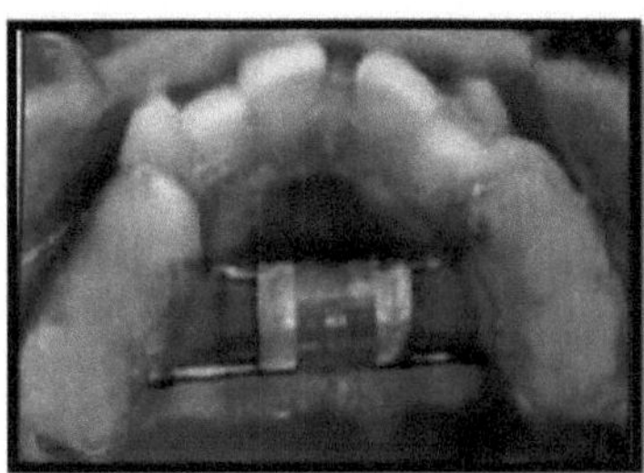

Fig. 36: Aparelho de retenção

Em alternativa, a expansão pode ser mantida utilizando um arco transpalatal (TPA) (Fig. 37a)

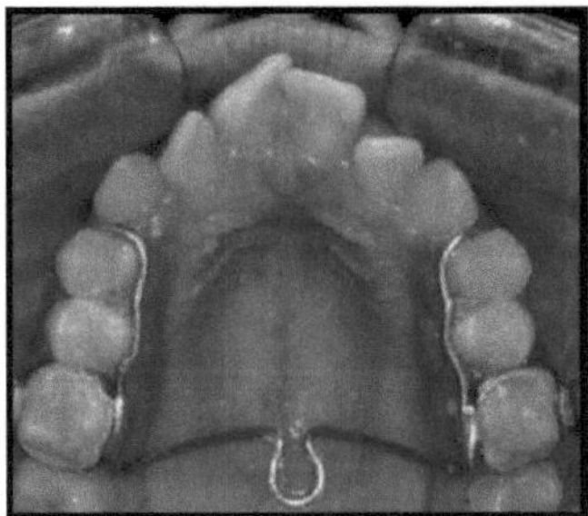

Fig. 37a: Arco transpalatal

Ou qualquer outro aparelho. O TPA tem a vantagem de permitir que o tratamento com aparelhos fixos prossiga sem impedimentos. Como o nome indica, ele se estende de um primeiro molar superior ao longo do contorno do palato até o molar do lado oposto. (Fig. 37b)

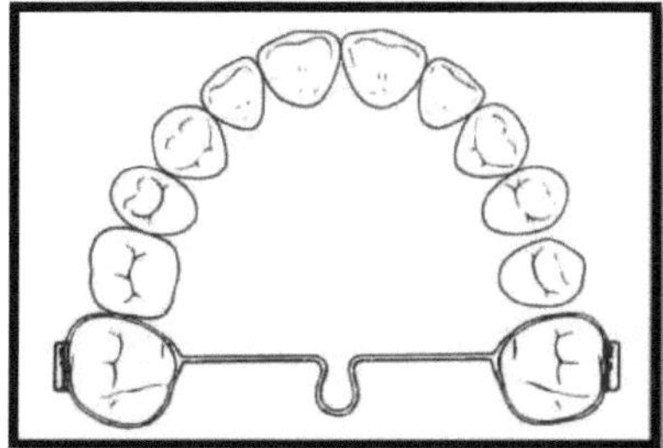

Fig. 37b: Arco transpalatal (TPA)

Os arcos transpalatais soldados mais utilizados são feitos de fio de aço inoxidável de 0,036 polegadas e são soldados às bandas molares no ângulo da linha mesiolingual. Podemos conseguir a expansão molar

Aparelhos de expansão mandibular

a) . O aparelho Schwarz

b) . Para-choques de lábios

a). **O aparelho de Schwarz**

O aparelho de Schwarz é um aparelho amovível em forma de ferradura que se adapta ao longo do bordo lingual da dentição mandibular. (Fig. 38)

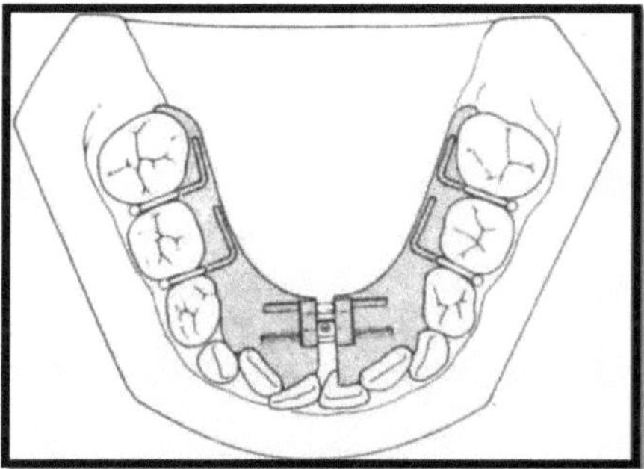

Fig. 38: Aparelho da Schwarz

O bordo inferior do aparelho estende-se abaixo da margem gengival e entra em contacto com o tecido gengival lingual. Um parafuso de expansão na linha média é incorporado no acrílico, e os fechos esféricos encontram-se nos espaços interproximais entre os molares decíduos e permanentes.

Indicação

- apinhamento ligeiro a moderado na região anterior inferior

- existe uma inclinação lingual significativa da dentição posterior

Ativação

O aparelho é ativado uma vez por semana, produzindo 0,20 a 0,25 mm de expansão na linha média do aparelho. Normalmente, o aparelho é expandido durante 4 a 5 meses, dependendo do grau de apinhamento incisal, produzindo cerca de 3 a 5 mm de comprimento do arco anteriormente

Os clínicos frequentemente têm dificuldade em entender o raciocínio subjacente ao uso do aparelho de Schwarz antes da ERM.

O exemplo seguinte ilustra a lógica da decisão de tratamento. (Fig. *39)* é um desenho esquemático de uma mordida cruzada posterior bilateral.

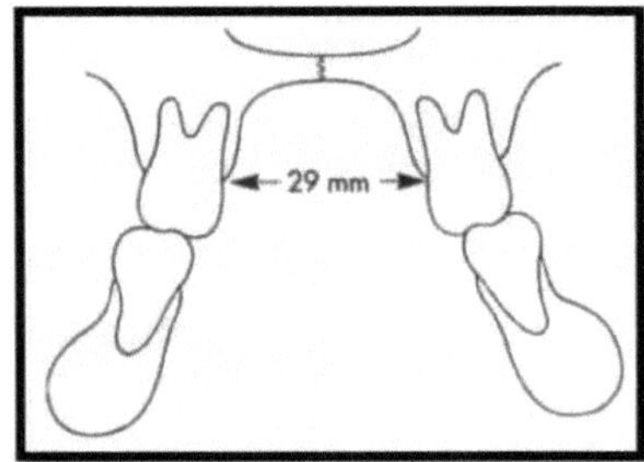

Fig. 39: Mordida cruzada posterior bilateral

Esta condição é facilmente reconhecida clinicamente; a ERM é um regime de tratamento geralmente aceite. Neste exemplo, a base óssea mandibular e a arcada dentária têm largura normal, e a angulação dentária posterior é normal, enquanto a maxila está contraída.

O exemplo mostrado na (Fig. 40) é de um paciente que tem constrição maxilar, mas que também experimentou uma "compensação" dentoalveolar mandibular (isto é, as posições dos dentes inferiores foram influenciadas pelo tamanho e forma da maxila estreita).

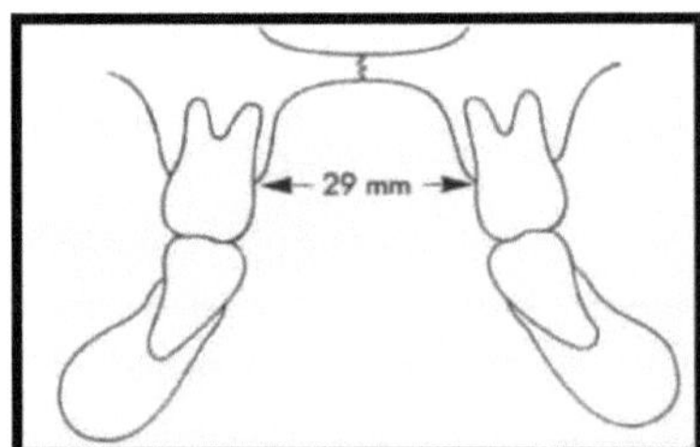

Fig. 40: Compensação dentoalveolar mandibular

Não está presente nenhuma mordida cruzada óbvia. Embora a largura maxilar seja a mesma que no exemplo anterior, os dentes posteriores inferiores irromperam com uma inclinação mais lingual. O palato parece estreito (neste exemplo, uma largura transpalatina de 29 mm) e as arcadas são afiladas em forma; apinhamento leve a moderado dos incisivos inferiores também está presente (não mostrado). Neste tipo de doentes, é frequente proceder-se à "descompensação" dentária mandibular com um aparelho Schwarz inferior amovível. A largura e a forma da arcada dentária mandibular são melhoradas antes de se tentar a ERM. A descompensação da arcada dentária mandibular permite uma maior expansão da arcada maxilar do que quando a ERM é utilizada isoladamente[87]

Em termos simples, o objetivo do aparelho de Schwarz é produzir *uma inclinação ortodôntica* dos dentes posteriores inferiores, verticalizando estes dentes para uma inclinação mais normal (Fig. 41)

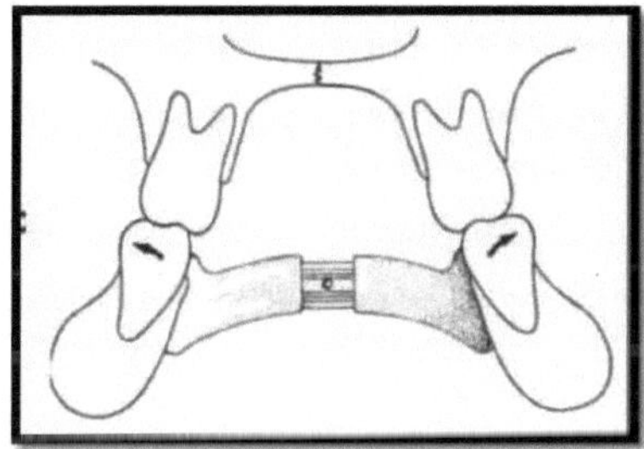

Fig. 41: Tipping dos dentes posteriores inferiores

Este movimento é instável se não for efectuado mais nenhum tratamento ao paciente. Normalmente, o aparelho Schwarz é deixado no local até que a fase de expansão ortopédica maxilar esteja concluída. (Fig. 42)

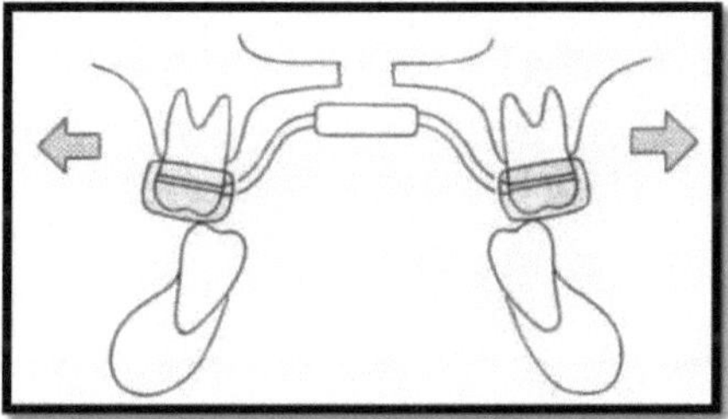

Fig. 42: Aparelho da Schwarz deixado no sítio

Como descrito anteriormente, a maxila é expandida usando um aparelho splint acrílico colado até que as cúspides linguais superiores mal toquem as cúspides vestibulares inferiores. Após um período de 5 meses de estabilização da ERM, o que permite tempo adequado para a sutura palatina mediana e os sistemas suturais adjacentes se reorganizarem e reossificarem, ambos os aparelhos são removidos e o paciente recebe uma placa simples de manutenção maxilar (Fig. 43), quase por um mês, sem retenção na mandíbula.

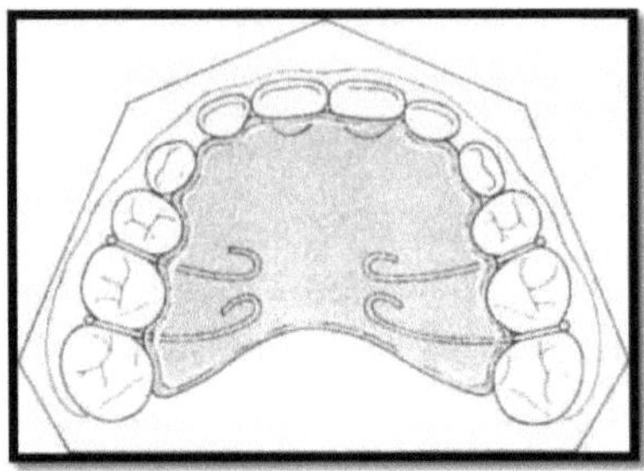

Fig. 43: Placa de manutenção maxilar simples

Se a contenção for indicada na mandíbula, um retentor mandibular simples (por exemplo, desenho Hawley) também pode ser fornecido ao paciente. Em casos de desalinhamento anterior grave em qualquer arcada, podem ser colocados aparelhos fixos nos incisivos para alinhar esses dentes.

Para-choques labial

O protetor labial[88,89] (Fig. 44) é um aparelho removível que também pode ser utilizado para a descompensação dentária mandibular.

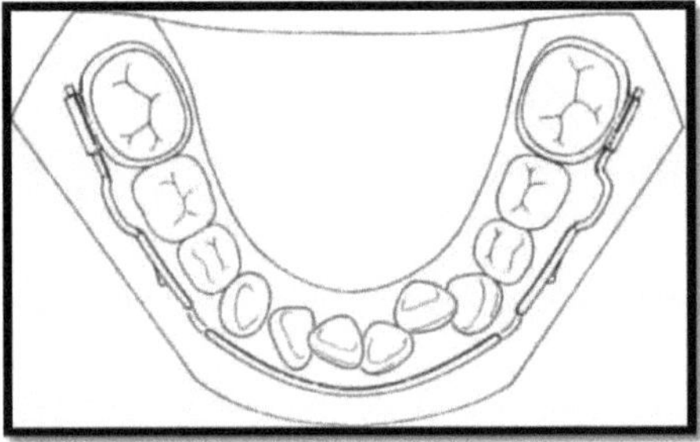

Fig 44: Para-choques labial

O protetor labial é particularmente útil em pacientes que têm a musculatura vestibular e labial muito apertada ou tensa. O protetor labial fica afastado da dentição e protege a dentição das forças do tecido mole adjacente. O aparelho é normalmente usado a tempo inteiro e pode ser ligado no local. O protetor labial também deve ficar na margem gengival dos incisivos centrais inferiores. O protetor labial não só aumenta o comprimento do arco através da expansão lateral e anterior passiva, mas também serve para verticalizar os molares inferiores distalmente, aumentando o comprimento do arco disponível. Do ponto de vista neuromuscular, o protetor labial parece ter um efeito de tratamento mais desejável do que o aparelho de Schwarz. O aparelho de Schwarz simplesmente produz uma inclinação ortodôntica dos dentes através da aplicação direta de força sobre a dentição e o alvéolo. Por outro lado, o protetor labial protege o tecido mole da dentição, permitindo a expansão espontânea da arcada. No entanto, o autor tende a favorecer o uso do aparelho de Schwarz em vez do protetor labial na maioria dos casos, devido à previsibilidade do resultado do tratamento e à facilidade de manejo clínico. Somente em pacientes com tecidos moles muito constritos (tensos) é que o protetor labial é o aparelho de escolha.

Expansão ortodôntica ou expansão lenta:

A expansão ortodôntica, produzida por aparelhos fixos convencionais, bem como por vários aparelhos removíveis com placa de expansão e molas de dedo, geralmente resulta em movimentos laterais dos segmentos vestibulares que são principalmente de natureza dentoalveolar. Existe uma tendência para uma inclinação lateral das coroas dos dentes envolvidos e uma consequente inclinação lingual das raízes. A resistência da musculatura da bochecha e de outros tecidos moles ainda permanece, fornecendo forças que podem levar a uma recidiva ou rebote da expansão ortodôntica alcançada.

- **Expansão lenta da maxila**

A expansão lenta foi uma criação do pai da medicina dentária moderna, Pierre Fauchard. A expansão lenta envolve a utilização de relativamente. Forças menores (2 a 4 libras) durante períodos mais longos (2 a 6 meses) para alcançar os resultados desejados. A expansão lenta tem sido por vezes designada por Expansão dentoalveolar.

- **Dispositivos de expansão lenta**

> Indicações

- Correção de mordeduras cruzadas unilaterais
- Correção de arcos em forma de 'v' como em "chupadores de dedo"
- Preparação para enxertos ósseos em casos de fissura
- Apinhamento mínimo na arcada superior (1-2 mm)
- Eliminação de uma deslocação

Razões para a expansão ortodôntica precoce

A pedra angular do protocolo de expansão ortopédica precoce utilizado no tratamento de pacientes com problemas de discrepância de comprimento de arcada é a ERM. Embora uma discussão subsequente aborde os tratamentos adjuntos que produzem movimento dentário

(por exemplo, aparelho de Schwarz, protetor labial, arco utilidade) como parte de vários protocolos de dentição mista, a ERM é mencionada em primeiro lugar por ser o componente essencial dessa abordagem de tratamento. A utilização desse protocolo de expansão baseia-se, em parte, em estudos anteriores sobre o desenvolvimento das arcadas dentárias em indivíduos não tratados, tanto na dentição permanente quanto na mista.

> Aparelhos utilizados para uma expansão lenta

- Aparelhos de parafuso

Vários parafusos têm sido utilizados para a expansão das arcadas maxilar e mandibular. Esses parafusos têm um passo menor e são ativados com menos freqüência em comparação com os parafusos usados para aparelhos

de ERM. (Fig. 45)

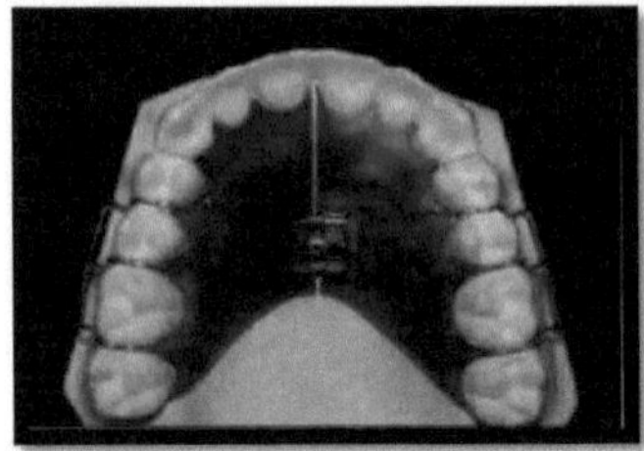

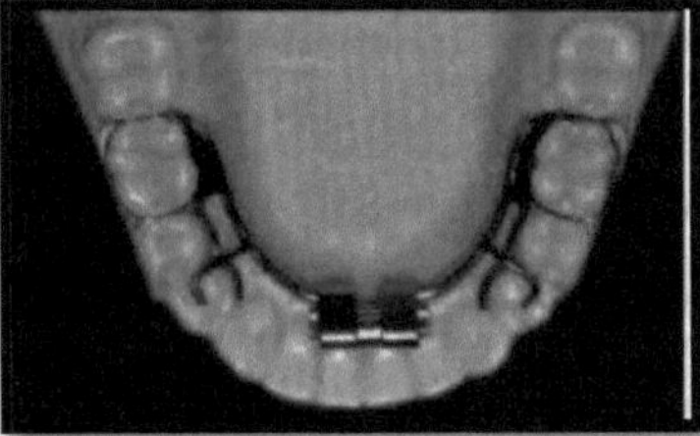

Fig. 45: Aparelhos de parafuso

- Mola de caixão

Este aparelho é capaz de produzir uma expansão lenta, apesar de ter sido demonstrado que divide o palato, especialmente quando utilizado em pacientes no início da dentição mista. É um aparelho ideal para tratar mordidas cruzadas unilaterais. Tem uma vantagem sobre os aparelhos de parafuso na expansão diferencial que pode ser obtida nas regiões pré-molares e molares. O aparelho consiste num fio em forma de ómega com 1,2 mm de diâmetro, com a base do ómega colocada posteriormente na linha média. São feitas duas asas acrílicas separadas à volta da estrutura do fio nas encostas do palato, que também contêm os grampos de retenção (Fig. 46).

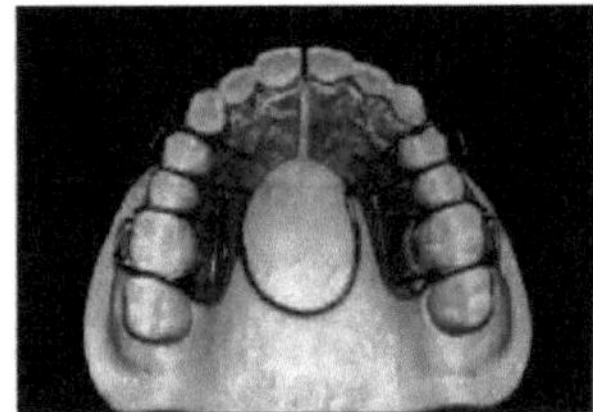

Fig 46: Mola de caixão

Basta afastar as asas para ativar o aparelho. Isto deve ser feito primeiro na região dos pré-molares e depois na região dos molares. Também pode ser ativado com um alicate de três pontas na base do ómega, mas raramente é utilizado porque tem tendência a distorcer a mola. Deve-se ter o cuidado de manter os lados do aparelho no mesmo plano durante o ajuste. Idealmente, devem ser feitos furos de marcação nas duas asas e deve ser utilizado um divisor para medir a quantidade de ativação dada. (Fig. 47)

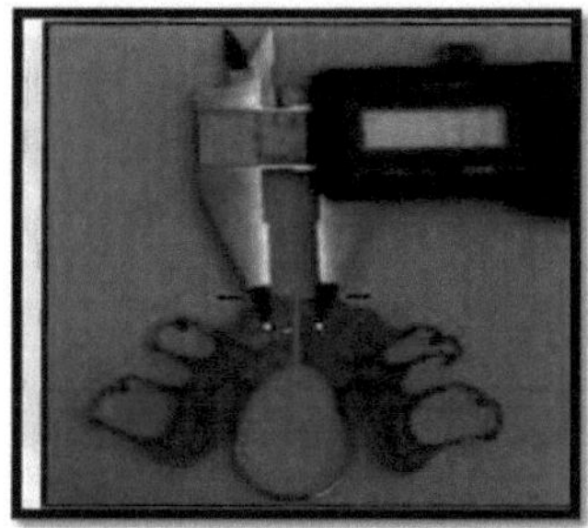

Fig. 47: Medição da quantidade de ativação

- ***Quad/ Tri /* BI-Helix**

A hélice quádrupla evoluiu a partir da mola de caixão, O aparelho é um precursor dos aparelhos tri e bihelix. Todos eles têm o nome do número de hélices incorporadas no aparelho. A hélice quádrupla consiste em quatro hélices feitas de arame de 0,038" de diâmetro, soldadas às bandas molares. (Fig. 48)

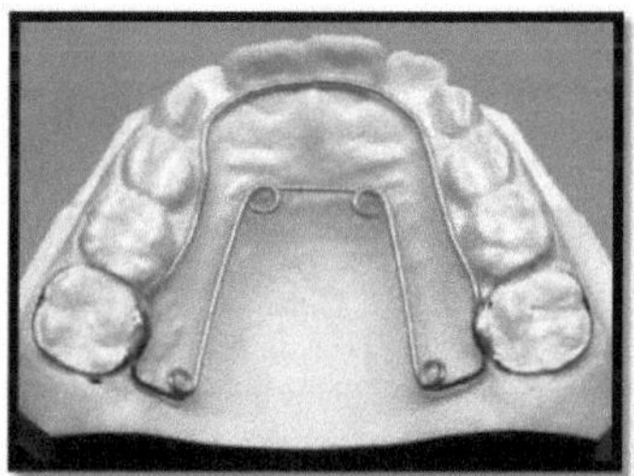

Fig 48: Hélice quádrupla

O aumento do comprimento do fio aumenta o raio de ação e a flexibilidade, e diminui os níveis de força. Os aparelhos de tri-hélice e bi-hélice incorporam apenas três e duas hélices, respetivamente. O quad-helix é composto por duas hélices anteriores e duas posteriores. A porção de fio entre as duas hélices anteriores é chamada de ponte anterior e a que liga as hélices anterior e posterior é chamada de ponte palatina. As extremidades livres do fio, normalmente adaptadas junto aos dentes pré-molares, são designadas por braços exteriores. Os braços externos são soldados às bandas dos molares. O aparelho é capaz de produzir uma expansão diferencial, ou seja, pode ser ativado para produzir diferentes níveis de expansão nas regiões pré-molares e molares. Pode ser ativado antes da cimentação das bandas, esticando as bandas molares para fora ou na boca com o uso de um alicate de três pontas (Fig. 49). Quando a ponte anterior é ajustada, a expansão molar é produzida.

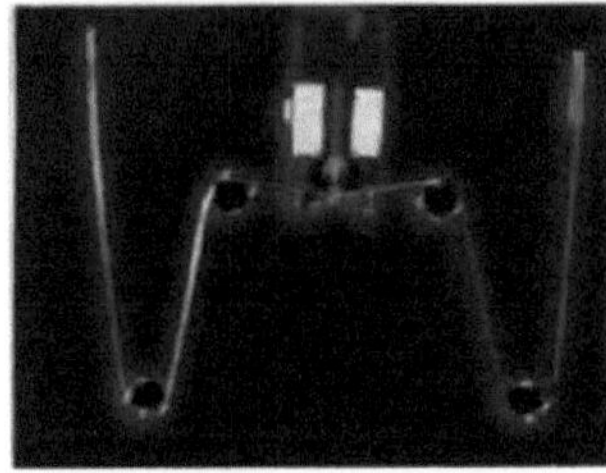

Fig. 49: Ativação por meio de um alicate de três pontas

e quando as pontes palatinas são activadas, a região dos pré-molares e dos caninos expande-se (Fig. 50)

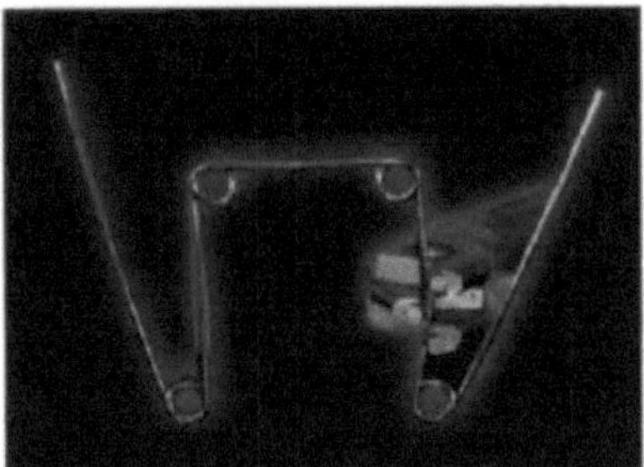

Fig. 50: Ativação das pontes palatinas

- Expansores Ni-Ti

Os mais recentes na série de expansores são os expansores de níquel-titânio. Estes utilizam a elevada flexibilidade da liga de níquel-titânio. O expansor de Ni-Ti utilizado num caso de fenda produz forças de expansão suaves na ordem dos 300-350 gm. Os expansores de Ni-Ti estão disponíveis em vários tamanhos e podem ser inseridos em bainhas linguais soldadas em bandas molares. (Fig. 51)

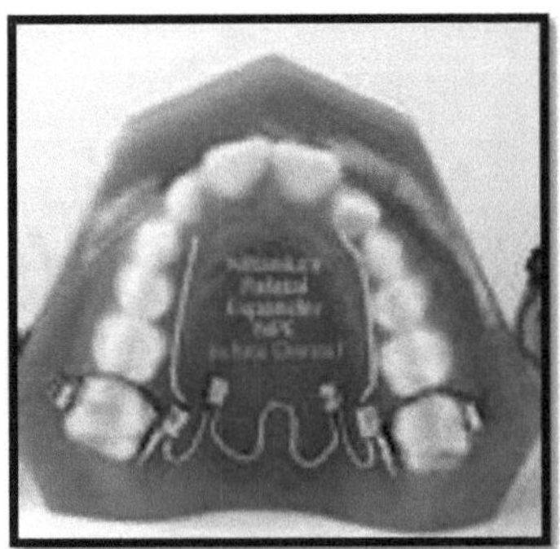

Fig 51: Expansor de Ni Ti

- Aparelho Schwarz

É um aparelho removível em forma de ferradura que se encaixa ao longo do bordo lingual da dentição mandibular e é capaz de expandir a arcada mandibular. (Fig. 52)

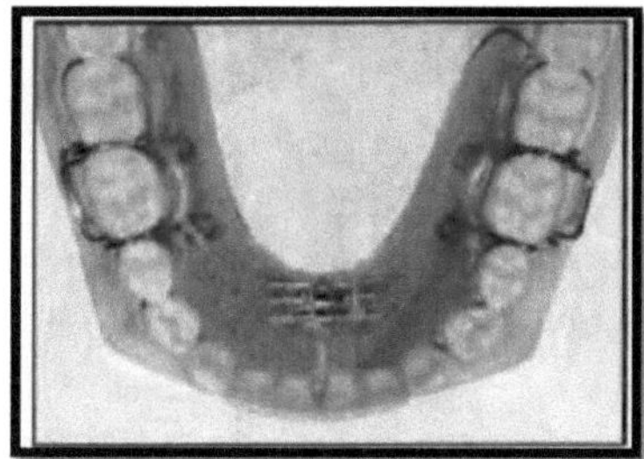

Fig. 52: Aparelho da Schwarz

O seu bordo inferior estende-se abaixo da gengiva ao longo da margem gengival lingual. Possui um parafuso de expansão na linha média e é fixado por fechos esféricos.

O aparelho é ativado uma vez por semana e produz uma expansão de 0,25 mm na linha média. É idealmente indicado em casos de dentição mista precoce com apinhamento ligeiro a moderado na região anterior da mandíbula, com inclinação lingual significativa da dentição posterior. Pode ser utilizado para a descompensação dentoalveolar mandibular antes da terapia com aparelhos de ERM na arcada maxilar.

> ***Expansão passiva***

Quando as arcadas dentárias são protegidas das forças da musculatura vestibular e labial, ocorre frequentemente o alargamento das arcadas dentárias. Essa expansão não é produzida pela aplicação de forças biomecânicas extrínsecas, mas sim por forças intrínsecas, como as produzidas pela língua. Exemplos de expansão passiva são as alterações dimensionais das arcadas dentárias produzidas por -

> Para-choques labial

> Aparelho de Frankel

> Rastreio oral

> Bionizador

Breiden e colaboradores, num estudo de implantes realizado em pacientes tratados com o aparelho FR-2 de Frankel, demonstraram que a deposição óssea ocorre principalmente ao longo do aspeto lateral do alvéolo, e não na sutura palatina mediana. Um tipo relacionado de expansão espontânea da arcada também foi observado após a terapia com o uso de protetores labiais.

> **Para-choques labial**

> O protetor labial é um aparelho removível que também pode ser utilizado para a descompensação dentária mandibular[88] . O protetor labial aumenta o comprimento do arco através da expansão lateral e anterior passiva, mas também serve para verticalizar os molares inferiores distalmente, aumentando o comprimento do arco disponível

Do ponto de vista neuromuscular, o protetor labial parece ter um efeito de tratamento mais desejável do que o aparelho de Schwarz. O aparelho de Schwarz simplesmente produz uma inclinação ortodôntica dos dentes através da aplicação direta de força sobre a dentição e o alvéolo. Por outro lado, o protetor labial protege o tecido mole da dentição, permitindo a expansão espontânea da arcada[89] . Somente em pacientes com tecido mole muito constrito (tenso) é que o protetor labial é o aparelho de escolha.

> **Aparelho de Frankel**

> O aparelho de Frankel (fig. 53) (que Frankel chamava de regulador de função) é o único aparelho funcional que utiliza tecidos. Uma pequena almofada contra a mucosa lingual sob os incisivos inferiores estimula o reposicionamento mandibular. A maior parte do aparelho está localizada no vestíbulo, mas ele altera tanto a postura mandibular quanto o contorno dos tecidos moles faciais. Para além dos seus efeitos sobre o crescimento da mandíbula, serve como aparelho de expansão das arcadas, uma vez que estas tendem a expandir-se quando a pressão dos lábios e das bochechas é removida.

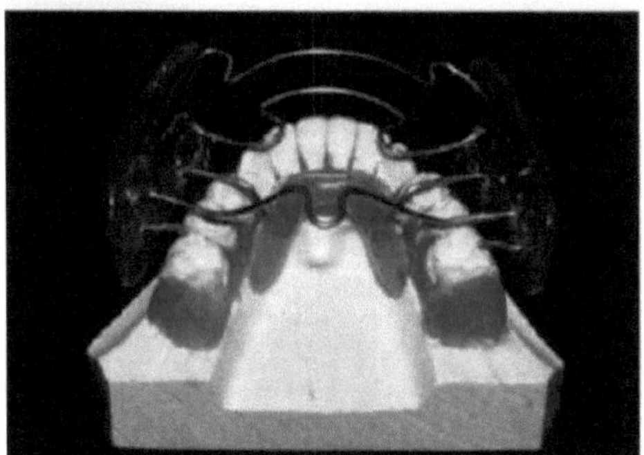

Fig. 53: Aparelho de Frankel

> **Rastreio oral**

> também designado por ecrã vestibular (fig. 54). Este aparelho foi introduzido pela primeira vez por Newell no ano de 1917. Este aparelho tem a forma de um escudo curvo de acrílico colocado no vestíbulo labial. Alivia as forças da musculatura circum-oral sobre os dentes, permitindo-lhes assim moverem-se devido às forças exercidas pela língua. Assim, o protetor oral funciona segundo o princípio da eliminação de forças.

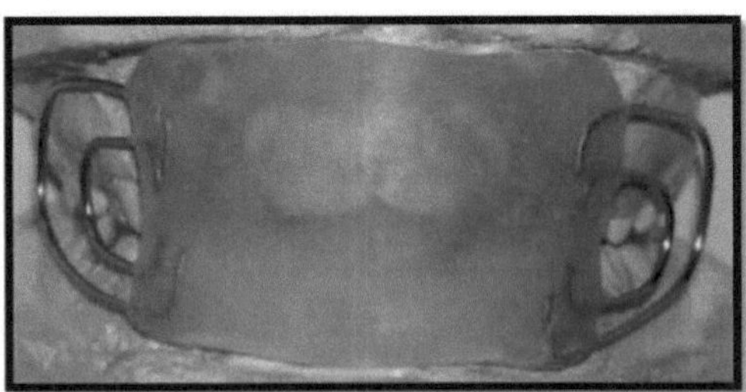

Fig 54: Ecrã oral

Modificação do ecrã vestibular - são possíveis várias modificações do ecrã vestibular. Eis algumas delas

b. Modificação de Hotz - pode ser fabricada com um anel metálico que se projecta entre o lábio superior e o inferior.

c. O ecrã vestibular pode ser fabricado com vários orifícios que são gradualmente fechados de forma faseada.

> **Bionizador**

> O volume do ativador e a sua limitação ao uso noturno foi um grande impedimento para uma maior utilização por parte dos clínicos para obter o máximo potencial de orientação funcional do crescimento. O aparelho era demasiado volumoso para ser usado durante o dia. Além disso, durante o sono, a função é minimizada ou praticamente inexistente. Isso levou ao desenvolvimento do BIONATOR (fig. 55), um aparelho menos volumoso. A sua porção inferior é estreita e o seu componente superior tem apenas extensões laterais, com uma barra estabilizadora transpalatina. O palato fica livre para o contacto propriocetivo com a língua e as alças do fio bucinador afastam os músculos potencialmente deformadores. O aparelho desenvolvido por **BALTERS** em 1950, pode ser usado durante todo o tempo, exceto durante as refeições.

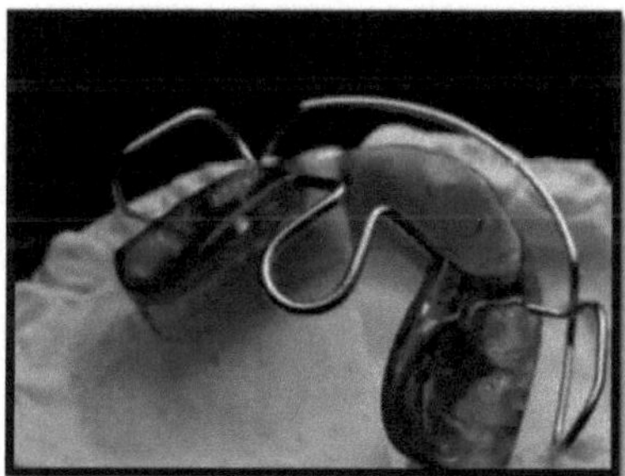

Fig 55: Bionator

Decapagem proximal ou Reproximação

O stripping proximal ou Reproximação é um procedimento clínico que envolve a redução, o recontorno anatómico e a proteção das superfícies proximais do esmalte dos dentes permanentes. O objetivo desta redução é criar espaço para o tratamento ortodôntico e dar uma forma adequada aos dentes, sempre que problemas de forma ou tamanho exijam atenção. Na literatura, este ato clínico é normalmente designado por "stripping", embora se encontrem outras designações como "slenderization", "disking", "proximal slicing", "Hollywood trim", "reapproximation", "Interproximal wear" e "coronoplastia". A utilização deste procedimento tem aumentado nos últimos anos com o desejo dos ortodontistas de tratar uma variedade de más oclusões com menos extracções para proporcionar espaço para corrigir más oclusões menores. Os ortodontistas também recorreram ao stripping proximal para os ajudar a estabilizar a oclusão que foi produzida pela sua terapia e ajudar a retrair qualquer recaída que possa ter ocorrido após esta terapia.

A remoção proximal é um procedimento crítico. Por conseguinte, o planeamento e a execução têm de ser cuidadosamente avaliados. Este tratamento deve ser considerado como uma redução exacta do esmalte interproximal e não apenas como um método simples para resolver o problema.

Os dentes que normalmente são removidos proximalmente são os incisivos mandibulares. Outros dentes, incluindo os anteriores do maxilar e os pré-molares de ambas as arcadas, também podem ser removidos proximalmente para criar espaço.

Os dentes selecionados dependem:

- A localização do material dentário em excesso, segmento anterior mandibular ou segmento anterior maxilar ou segmentos posteriores mandibular ou maxilar.
- O montante da discrepância.
- A espessura do esmalte presente nos dentes da região.
- O estado carioso ou de higiene oral do paciente.

Indicação

A destartarização proximal evoluiu ao longo dos anos; inicialmente era utilizada apenas para destartarizar os incisivos inferiores, com o objetivo de prevenir e corrigir o apinhamento. As áreas de aplicação continuaram a crescer:

1. Discrepância no tamanho dos dentes: Ballard, em 1944, encontrou uma discrepância entre o dente esquerdo e o direito num ou mais pares de dentes, no seu estudo de 500 casos. Estas discrepâncias, se não forem corrigidas, podem ser responsáveis por rotações e contactos deslizantes. Ele defendeu a remoção cuidadosa da parte proximal

22 superfícies dos dentes anteriores

2. Discrepâncias de tamanho entre arcadas: Kesling, em 1945, salienta a importância de uma relação favorável entre os tamanhos dos dentes entre as arcadas para o estabelecimento de uma oclusão estável

3. Forma do dente e estética dentária: o stripping pode e deve ser utilizado para a remodelação do esmalte de alguns dentes, contribuindo assim para um melhor acabamento do tratamento ortodôntico e da estética dentária. Peck e peck (1972) indicam que existe uma relação substancial entre a forma dos incisivos inferiores e a presença e ausência de apinhamento dos incisivos inferiores. Os incisivos centrais e laterais mandibulares aparentemente bem alinhados têm uma forma de coroa notavelmente distinta.

4. Discrepâncias de tamanho na macrodontia: embora isto, por si só, não seja uma indicação para o stripping proximal; mas nos casos em que os dentes estão apinhados e mais compridos do que o normal (macrodontia), o stripping proximal deve ser considerado.

5. Apinhamento dos incisivos inferiores: o stripping foi utilizado pela primeira vez para obter espaço para a correção e prevenção do apinhamento

6. Para melhorar a retenção e a estabilidade: o stripping proximal pode melhorar a retenção e a estabilidade de várias formas. Nos casos em que existem discrepâncias no comprimento da arcada em relação ao material do dente, não só é necessário reduzir essas discrepâncias para que os dentes fiquem alinhados corretamente, mas também para que os dentes permaneçam estáveis após a terapia ortodôntica e a retenção ter sido concluída. Begg e Kesling enfatizaram a necessidade de remover essas discrepâncias para permitir que os dentes sejam

colocados em posições de estabilidade.

7. Para simular o desgaste proximal do homem da idade da pedra: Begg[23] e Kesling (1977) acreditavam que a oclusão por atrito é muito benéfica para o homem e que o stripping proximal simula essa oclusão se for efectuado regularmente ao longo da vida.

8. Normalização do contorno gengival e eliminação dos espaços triangulares acima da papila, melhorando muito a estética e o sorriso.

9. Desarmonia dentomaxilar moderada: esta é a principal área de aplicação da redução do esmalte interproximal na técnica desenvolvida por Sheridan[30,31] em 1985 e 1987, que permitiu a obtenção de espaços para a correção de apinhamentos dentários moderados; até 8 mm por arcada podiam ser obtidos sem necessidade de extração ou expansão excessiva.

10. Expansão reduzida e extração de pré-molares

11. Camuflagem de más oclusões de classe II e classe III: o uso de stripping mandibular pode ser benéfico na camuflagem de condições de classe III ligeiras a moderadas e overjet. No tratamento ortodôntico da classe II de camuflagem com a extração de dois pré-molares superiores, a correção do apinhamento e da inclinação dos incisivos mandibulares com stripping é a solução ideal.

12. Correção da curva do spee: para a correção de uma curva do spee exagerada, é necessário criar alguns milímetros de espaço no arco. Isto pode ser conseguido através de um descolamento moderado.

13. Geralmente efectuado quando existe um excesso de material nos dentes de Bolton.

Contra-indicações

Existem várias contra-indicações para a técnica de aproximação:

1. Apinhamento severo (mais de 8 mm por arcada): com a aplicação do IER, seria perigoso efetuar uma correção ortodôntica. Haveria o risco de perda excessiva de esmalte e todas as consequências daí decorrentes.

2. Má higiene oral ou mau ambiente periodontal: O IER não deve ser utilizado quando existe uma doença periodontal ativa ou uma má higiene oral.

3. Pequena sensibilidade ao frio: o stripping não deve ser utilizado nestas situações, pois o risco de aparecimento ou aumento da sensibilidade dentária é grande.

4. Suscetibilidade à cárie ou restaurações múltiplas: Existe o risco de causar desequilíbrio em situações orais instáveis, embora a remoção de restauraçoes, em vez de superfícies de esmalte, seja uma opção a considerar.

5. Forma dos dentes: A destartarização não deve ser realizada em dentes "quadrados", ou seja, dentes com superfícies proximais rectas e bases largas, uma vez que estas formas produzem superfícies de contacto amplas e podem potencialmente causar impactação de alimentos e reduzir o osso interseptal

6. Pacientes susceptíveis a cáries.

7. A remoção proximal é evitada em indivíduos jovens, uma vez que os seus dentes podem possuir grandes câmaras pulpares.

Planeamento do tratamento

É necessário um conjunto completo de radiografias e modelos. A partir das radiografias, o médico pode determinar:

- A convexidade de cada superfície proximal
- A espessura do esmalte de cada dente
- O tamanho do enchimento
- A disposição das raízes

Se o dente for rodado, o contorno não será mostrado com exatidão na radiografia, pelo que o modelo também deve ser utilizado. O ortodontista deve decidir quanto esmalte pode ser removido de cada superfície do dente, permitindo uma convexidade mínima para formar o ponto de contacto, uma quantidade suficiente de esmalte e evitar o contacto com a raiz. A quantidade de redução possível de cada superfície (normalmente entre 0,2 mm e 1,0 mm) é então registada em décimos de milímetros. Se a quantidade total de espaço for necessária, então deve ser escolhido outro método de tratamento. Se o total for maior do que o espaço necessário, então as quantidades na tabela são revistas por download até que os totais sejam iguais.

Os segundos e terceiros molares e as superfícies distais dos primeiros molares não devem ser removidos, se possível, para preservar a ancoragem. As coroas de cerâmica terão frequentemente de ser substituídas se forem esmeriladas.

Quando um dente é rodado, as superfícies anatómicas proximais devem ser reduzidas e não a área de contacto.

Procedimento

O procedimento para efetuar o stripping proximal envolve três passos:

1. **Avaliação das necessidades de espaço.**
2. **Seleção dos dentes e da quantidade de esmalte a remover.**
3. **Decapagem do esmalte**

a. Separação

b. Redução

c. Recontorno

d. Polimento

e. Proteção

1. Avaliação das necessidades de espaço

A análise do perímetro da arcada ou a análise de Carey é utilizada para avaliar as necessidades de espaço nas duas arcadas. Um caso com excesso de material dentário inferior a 2,5 mm por arcada é um candidato ideal para o stripping proximal. A análise de Bolton também pode ser utilizada para avaliar o excesso de material dentário e para localizar a área onde se encontra a falha.

2. Seleção dos dentes e da quantidade de esmalte a remover

Os dentes mais frequentemente removidos são os incisivos mandibulares, mas todos os dentes, com exceção dos molares em banda, podem ser removidos. Os dentes anteriores do maxilar podem ser removidos se houver um excesso de material dentário na região anterior do maxilar e se a espessura do esmalte for suficiente.

Para avaliar a espessura do esmalte, é aconselhável efetuar vistas periapicais intra-orais da região. A técnica do cone longo é preferida, uma vez que a quantidade de distorção é menor. Não pode ser removida mais de metade da espessura do esmalte. É aconselhável distribuir a quantidade de espaço a ser criado por um maior número de dentes e entre as superfícies mesial e distal, de modo a reduzir a quantidade de esmalte a ser removido de um local específico.

3. Decapagem de esmalte

Passos envolvidos na remoção do esmalte

a. Separação - Esta operação envolve a separação dos dentes a reduzir através da utilização de um separador para tornar a área de redução mais acessível.

b. Redução - O esmalte é reduzido com a ajuda de tiras abrasivas adequadas, discos de corte diamantados ou brocas

> Tiras abrasivas metálicas

Estão disponíveis tiras de metal com partículas abrasivas coladas. São normalmente seguras; ou seja, apenas um lado tem o revestimento de partículas abrasivas. (Fig. 56)

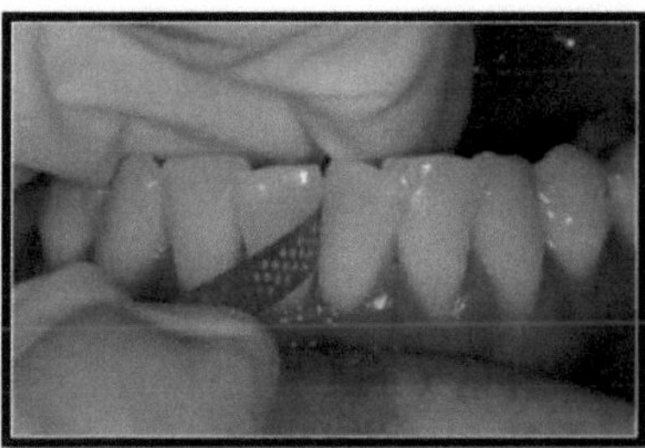

Fig. 56: Tiras abrasivas de metal

Existem no mercado suportes especiais (Fig. 57) para facilitar a sua utilização. Dependendo do tamanho das partículas revestidas, as tiras podem ser grossas, médias ou finas. Normalmente, são utilizadas tiras abrasivas finas, o que evita arranhões profundos no esmalte.

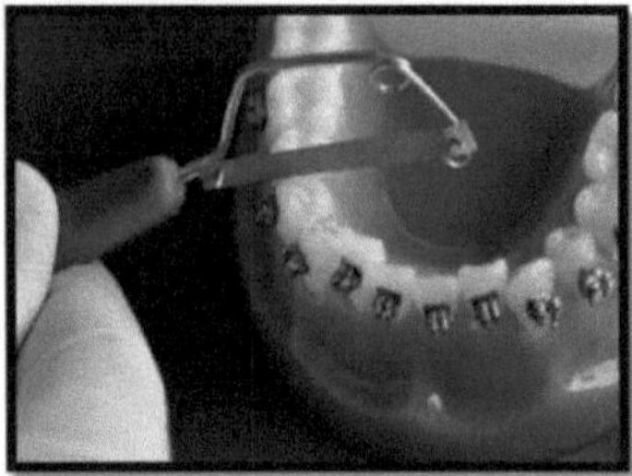

Fig. 57: Suporte para fita abrasiva

> Discos de diamante perfurados

Os discos de diamante perfurados são amplamente utilizados para este fim. São relativamente flexíveis e removem ambos os dentes adjacentes. (Fig. 58)

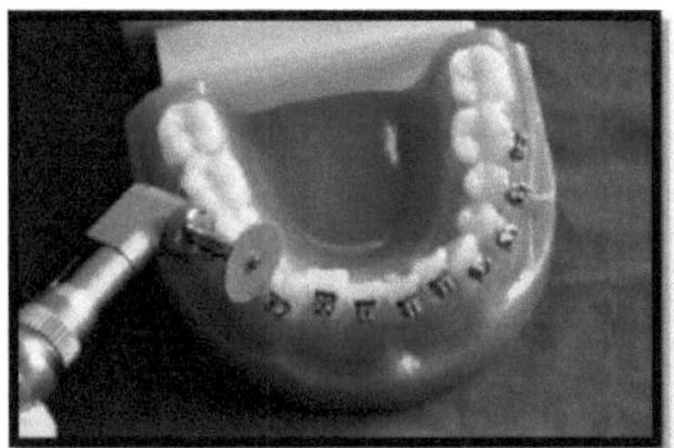

Fig. 58: Disco de diamante perfurado

> Discos de corborundum com faces seguras

Inicialmente, foram muito utilizados. Mas têm o problema inerente de serem rígidos e quebradiços. As probabilidades de se partirem e causarem lesões ao doente e ao médico são máximas. São difíceis de utilizar na região posterior.

> Brocas de fissuras finas

Podem ser utilizadas brocas finas, rectas ou cónicas, para a remoção proximal. (Fig. 59) Elas geralmente deixam cicatrizes profundas no esmalte e, por isso, precisam ser seguidas de tiras abrasivas metálicas para polir a região. Os dentes desnudados proximalmente tendem a ser mais sensíveis devido à redução da espessura do esmalte. Isso os predispõe a serem mais propensos à sensibilidade e à cárie. A superfície riscada do esmalte também atrai mais pragas. Isto exige que seja seguido um regime rigoroso de manutenção da higiene oral e de aplicação de flúor. Isto não só reduz a sensibilidade como também protege estes dentes dos ataques ácidos e das consequentes cáries.

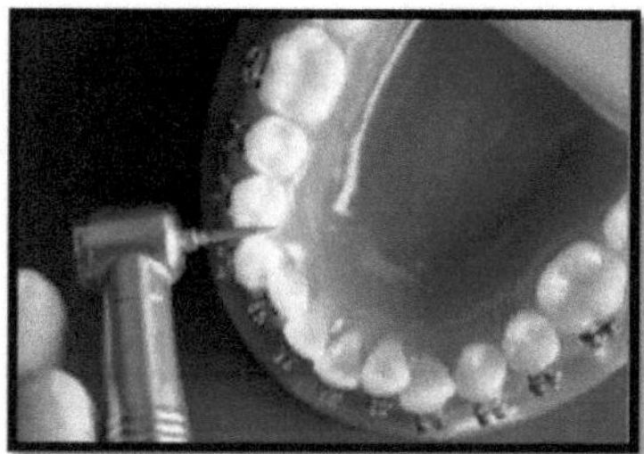

Fig. 59: Broca de fissura fina

c. Recontorno: Após a redução, os dentes são cuidadosamente remodelados para recriar os contornos de contacto originais.

d. Polimento: A superfície do dente é polida para reduzir a rugosidade do esmalte.

e. Proteção: os dentes reduzidos são fluoretados à medida que se perde a camada protetora externa de esmalte fluoretado.

Que quantidade de esmalte pode ser reduzida?

Não existem estudos que indiquem qual a quantidade de esmalte necessária para uma proteção adequada do dente contra danos por cárie, térmicos ou químicos. A variação na espessura do esmalte sugere que não há vantagem protetora em evitar um esmalte espesso interproximalmente, quando um esmalte comparativamente fino ocorre naturalmente nas superfícies labial, vestibular e lingual.

John Sheridan sugeriu que se 50% do esmalte interproximal fosse removido, 6,4mm de espaço poderiam ser gerados a partir de 8 contactos vestibulares (0,8mm/contacto) e 2,5mm de espaço poderiam ser criados a partir de 5 contactos anteriores (0,5mm/contacto)[30] . Assim, um ganho cumulativo de 8,9 mm de espaço dentro da arcada é viável.

A espessura do esmalte interproximal pode ser estimada projectando uma linha a partir da linha cervical verticalmente para o plano oclusal ou incisal. A dentina é projectada numa linha reta a partir da linha cervical ou numa linha que afunila ligeiramente em direção à polpa.

Técnicas de redução do esmalte

Existem vários métodos recomendados pelos autores para o IER. Alguns deles são:

- Hudson utilizou tiras de aço relâmpago de 0,10 - 0,12 mm. Seguiu-as com tiras abrasivas de acabamento para remover a rugosidade.
- Paskow começa a decapagem com tiras largas de polimento abrasivo metálico para obter acesso proximal, seguido de um disco de metal abrasivo grosseiro e depois um disco de diamante de uma face. Utilizou uma pequena broca de diamante para arredondar a aresta afiada e, por fim, um disco abrasivo de borracha para polir todas as superfícies.

- Peck e Peck recomendaram a utilização de uma tira de aço abrasivo de dupla face para a redução grosseira quando menos de 0,2 mm por superfície de esmalte tem de ser reduzida e um disco abrasivo de aço de face segura numa peça de mão reta de baixa velocidade para a redução para além de 0,2 mm por superfície. O acabamento é efectuado com tiras de peixe cortado.

- Zachrisson utilizou um disco diamantado fino e flexível para a redução de grossos, uma tira de aço para o contorno, o acabamento e o polimento de superfícies para obter a suavidade da superfície .[32]

- John Sheridan defendeu a remoção do rotor de ar através da utilização da pequena broca de carboneto de fenda cónica 699L com uma área de corte alargada. O acabamento é efectuado por polimento com brocas de acabamento de carboneto, diamantes de acabamento, disco de polimento de tiras de acabamento manuais .[33]

Proteção dos tecidos moles

Sheridan aconselhou a utilização de um fio de latão de 0,20 polegadas a ser colocado gengivalmente entre os dentes a serem reduzidos. Este fio serve também como indicador da redução do esmalte. Pode ser utilizada uma proteção de borracha para isolar a área de trabalho e proteger o resto dos tecidos .[34]

Vantagens

O espaço obtido pode ser continuamente monitorizado para o ajustar ao espaço necessário para atingir os objectivos do tratamento.

1. Evita-se a expansão excessiva da arcada dentária.
2. A extração de dentes é muito reduzida.
3. A necessidade de movimentação dentária excessiva, bem como a possível perda de osso e de cemento radicular, é reduzida devido ao facto de o potencial iatrogénico ser considerado menor do que com a extração
4. O tempo de tratamento é reduzido.
5. A qualidade do tratamento é significativamente melhorada em pacientes com apinhamento e contra-indicações para extração, como no caso de mordidas fechadas.
6. A estética é melhorada, tal como a saúde final da papila gengival, que se adapta melhor a uma redução do espaço interdentário do que ao espaço deixado pela extração.
7. É possível o tratamento de adultos com apinhamento ligeiro ou moderado, sem necessidade de extração.
8. É possível uma maior estabilidade pós-tratamento
9. O excesso de material dentário pode ser reduzido, obtendo-se uma melhor interdigitação, sobremordida e sobressaliência.

Desvantagens

- A sensibilidade é mais frequentemente observada após o procedimento.

- A superfície rugosa do esmalte aumenta a suscetibilidade à cárie.
- Difícil de reproduzir a morfologia exacta do dente. Isto é especialmente verdade no caso dos dentes anteriores maxilares. A forma criada pode não ser tão estética.
- A perda de contactos proximais pode resultar no acúmulo de alimentos.
- É um tratamento que consome muito tempo.

Precauções

1. Efetuar sempre o IER com instrumentos novos.
2. Proteger cuidadosamente os tecidos moles.
3. A remoção proximal não deve ser realizada até que a rotação dentária tenha sido corrigida, para que possa ser feita nas áreas de contacto corretas.
4. A decapagem deve ser efectuada sequencialmente
5. As zonas decapadas devem ser colocadas em paralelo.
6. As áreas decapadas são cuidadosamente polidas.
7. As áreas decapadas devem ser fluoretadas após o polimento, uma vez que este procedimento remove o esmalte resistente à cárie, rico em flúor.

O IER é um procedimento crítico. Por conseguinte, o planeamento e a execução têm de ser cuidadosamente avaliados. Este tratamento deve ser considerado como uma redução exacta do esmalte interproximal e não apenas como um simples método para resolver problemas. A técnica de redução do esmalte interproximal, quando utilizada corretamente nos casos certos, pode servir como uma forma eficaz de ganhar espaço durante o tratamento ortodôntico. Se a técnica for utilizada corretamente, não há evidências de que seja de alguma forma prejudicial para os tecidos duros ou moles dentários.

Distalização dos molares

A distalização de molares ganhou popularidade, pois por vezes era difícil convencer o paciente a extrair dentes saudáveis. Basicamente, os procedimentos envolvidos têm um objetivo, ou seja, empurrar os molares terminais maxilares e/ou mandibulares para posterior. Isto aumenta o comprimento da arcada no mesmo comprimento que a quantidade de distalização alcançada.

Os procedimentos de distalização são normalmente efectuados antes da erupção dos segundos molares permanentes. É definitivamente muito mais fácil mover um molar para distal do que dois (ou seja, primeiro e segundo molares permanentes). Os aparelhos utilizados para o efeito de distalização dos molares podem ser classificados como:

1. Localização do aparelho

- Extra-oral

- Intra-oral

2. **Posição do aparelho na boca**

- Bucal
- Palatal

3. **Tipo de deslocação dentária**

- Movimento do corpo
- Movimento de inclinação

4. **Conformidade necessária por parte do doente**

- Conformidade máxima
- Conformidade mínima ou nula

5. **Tipo de aparelho**

- Amovível
- Fixo

6. **Arcos envolvidos**

- Intra-arco
- Inter-arcos

7. **Aparelhos utilizados**

- Maxilar
- Mandibular

8. **Distalização de molares suportados por implantes**

- Distalização suportada por implante palatino
- Parafuso palatino médio para distalização de molares superiores
- Microimplante na distalização de molares
- Sistema de ancoragem esquelética

Indicações da distalização de molares

- Relação molar de classe II devido a protrusão dentoalveolar maxilar
- Relação molar de classe II devido a cúspides impactadas/altas colocadas labialmente
- Classe-II Casos de subdivisão que requerem movimento distal unilateral de molares.
- Relação molar de classe II devido à erupção ectópica de 1 /2^{stnd} bicúspide

- Casos de discrepância da linha média
- Recuperação da perda de espaço devido a desvio mesial de 1st molares após perda prematura de dentes decíduos.
- Perda de ancoragem durante o tratamento ortodôntico ativo.

Outras indicações

1. Bases dentárias longas

Bases dentárias curtas onde o "empilhamento" de molares não irrompidos na região da tuberosidade visto radiograficamente pode ser observado como um sintoma de apinhamento. Um caso destes não deve normalmente ser tratado por distalização, uma vez que o progresso será provavelmente lento e haverá ainda mais apinhamento posterior.

2. Relação do segmento bucal

Idealmente, para a distalização do molar superior, a relação do segmento vestibular deve ser ligeiramente pós-normal, ou seja, até uma Classe II de meia unidade. Bases longas com Classe II de unidade completa podem até responder bem à distalização do molar superior, mas a extração do segundo molar deve ser tida em consideração.

3. Encolhimento ou espaçamento mínimo anteriormente

Os casos com apinhamento mínimo ou espaços anteriores respondem bem ao movimento distal dos segmentos vestibulares, uma vez que as extracções no segmento anterior podem deixar um espaço residual após o tratamento.

4. Arco inferior bem alinhado

Este é um pré-requisito importante para os movimentos distais dos segmentos bucais superiores. Desde que os outros factores sejam favoráveis, o movimento distal dos segmentos vestibulares superiores pode deteriorar-se ainda mais no segmento labial inferior.

5. Incerteza da redução total do overjet

Os casos em que o prognóstico para a redução total do overjet não é bom e, portanto, a extração de pré-molares está contra-indicada. O movimento distal com ou sem extração dos segundos molares superiores é o tratamento de escolha.

6. Primeiros molares superiores inclinados mesialmente

Para uma distalização bem-sucedida dos segmentos vestibulares superiores com aparelhos removíveis, os primeiros molares permanentes superiores devem estar inclinados mesialmente. Nesses casos, a distalização é rápida se coincidir com um surto de crescimento.

Contra-indicações para a distalização de molares:

- Uma relação molar de Classe II terminada ou completa devido a retrognatismo mandibular
- Perfil retrognático (Classe-II esquelética com maxila ortognática e mandíbula retrognática).
- Mordida aberta esquelética e dentária
- Altura facial anterior inferior excessiva
- Maxila constrita

Contra-indicações para a distalização de molares

1) **Perfil**

- Perfil retrognático

2) **Funcional**

- Inúmeros sinais e sintomas da articulação temporomandibular.
- Côndilos deslocados posterior e superiormente.

3) **Esquelético**

- Esquelético de classe II
- Esqueleto aberto
- Excesso de altura da face inferior
- Arco maxilar constrito
- Padrão de crescimento hiperdivergente

4) **Dentária**

- Relação molar de Classe I ou Classe III.
- Mordida aberta dentária
- Primeiro molar superior inclinado para distal.

Outras considerações para a distalização de molares

1. **Padrão de crescimento**

Os casos que apresentam uma tendência desfavorável ou de crescimento vertical estão contra-indicados para movimentos distais dos segmentos bucais superiores, uma vez que actuam como uma cunha entre a maxila e a mandíbula.

2. **Grau de sobremordida**

O movimento distal dos segmentos vestibulares superiores está associado à redução espontânea da sobremordida. Esta vantagem nos casos de sobremordida profunda é, no entanto, uma desvantagem nos casos de Classe III e nos casos de mordida aberta.

3. **Segundo molar**

Os segundos molares não irrompidos raramente criam resistência ao movimento distal dos primeiros molares superiores. De facto, até eles se movem distalmente em resposta ao movimento do primeiro molar **[Poulton (1959), Worms et al. (1973)]. Worms et al. (1973)** observaram que os segundos molares erupcionados em contacto com os primeiros molares criavam uma resistência ao movimento distal. Isso, com efeito, alterou a posição do centro de resistência do primeiro molar. Se a força for aplicada distalmente através do centro de resistência do primeiro molar, deveria produzir translação, mas a resistência produzida pela coroa do segundo molar erupcionado impõe um momento rotacional e a coroa do primeiro molar inclina-se distalmente. Embora os primeiros molares permanentes possam, por vezes, ser movidos distalmente na presença de um segundo molar erupcionado, **Armstrong (1971)** sugere que este movimento seja completado antes da erupção do segundo molar permanente. Em alternativa, **Graber (1969)** sugeriu a extração do segundo molar para facilitar a distalização dos primeiros molares superiores em casos selecionados de má oclusão de Classe II divisão I.

4. **Idade do doente**

Dewel (1967) e **Hass (1970)** observaram uma taxa mais rápida de distalização dos molares em pacientes com dentição mista do que naqueles com dentição adulta. Isso provavelmente se deve ao fato de Armstrong ter observado que o sistema esquelético de pacientes mais jovens é aparentemente mais dinâmico, possuindo maior capacidade de remodelação.

5. **Presença de outros sistemas de forças**

Um sistema de força aplicado para a distalização dos primeiros molares pode ser negado ou aumentado pela presença de outros sistemas de força como elásticos intra-orais, fios de arco, etc. Por exemplo, a presença de uma dobra para trás na ponta do fio do arco mesial ao molar requer uma força de rotação distal maior para causar a distalização do primeiro molar por translação. Por conseguinte, para provocar eficazmente a distalização do molar, deve ser dada uma atenção rigorosa aos vectores de força antero-posterior, vertical e lateral que estão a ser utilizados e, o que é mais importante, devem ser evitadas as infelizes sequelas de efeitos secundários indesejados

Diagnóstico de distalização

Critérios de diagnóstico para a distalização de molares superiores

Os critérios para distalização variam muito entre os clínicos, mas alguns dos critérios mais comuns são;

Classe-II ou relação molar extremo-a-extremo

- Protrusão dos molares superiores
- Apinhamento ligeiro ou moderado

- Boas posições dos segundos molares superiores
- Padrão esquelético de classe I
- Perfil reto e divergência reta
- Desenvolvimento esquelético vertical normal (a proporção facial deve estar dentro dos limites normais).
- Desenvolvimento transversal normal (sem mordeduras cruzadas, etc.).
- Boa cobertura de tecidos moles.
- Ângulo do plano mandibular baixo a moderado (hipodivergente).
- Boas expectativas quanto à cooperação dos doentes.

Os critérios de diagnóstico da distalização foram descritos por **Michel Langlade** da seguinte forma

O primeiro passo é confirmar o diagnóstico de uma posição avançada do molar superior.

1. Verificar a posição da relação cêntrica (e o estado vertical).

Antes de considerar a relação molar em termos de má oclusão dentária ou esquelética, é desejável verificar o estado da ATM. Todos os registos devem ser correlacionados, ou seja, cefalometria, axiografia funcional e exames radiológicos (RMN, TAC).

Mesmo em tenra idade, podem ser observadas algumas relações de classe II entre molares e caninos, unilaterais ou bilaterais, por vezes com um desvio da linha média. Por vezes, o ortodontista sente-se tentado a utilizar um aparelho extrabucal e, após a correção, não compreende porque é que a classe II recidivou. Na maioria das vezes, a RM e o registo pantográfico condilar mostram uma dimensão vertical reduzida, com possível compressão condilar do coxim retrodiscal.

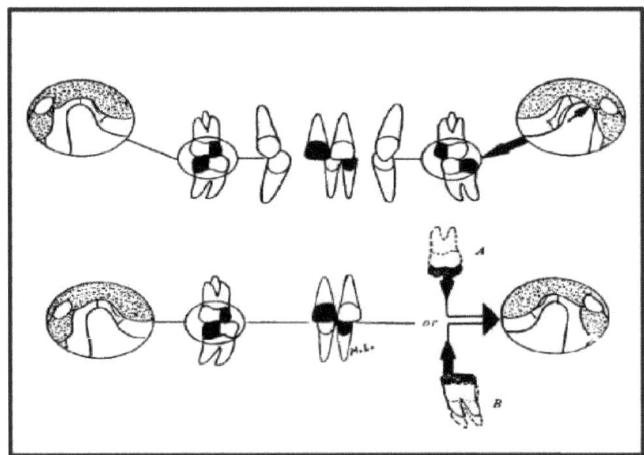

Fig. 60: Compressão condilar da almofada retrodiscal

Nessa situação, geralmente assintomática, a análise frontal, com uma comparação da posição normal e corrigida da ATM, pode ser útil para decidir qual molar deve ser extruído e não distalizado.

- Korn advertiu contra o uso de força extra-oral em pacientes com distúrbios não diagnosticados do menisco que são clicadores limítrofes com um "clique final".
- Korn demonstrou que a distalização pode empurrar o molar superior para trás, causando mais contactos dentários posteriores e movendo o côndilo para trás para uma posição mais posterior, agora com um "verdadeiro clique".
- A mandíbula assume então a sua posição normal, mas o menisco está agora demasiado à frente.

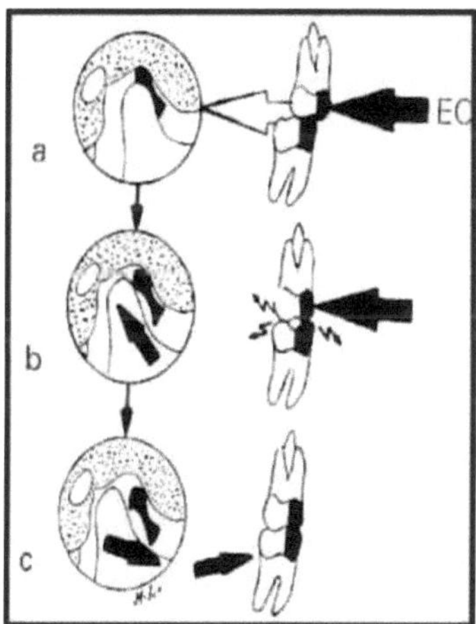

Fig. 61: Comparação da posição normal e corrigida da ATM

2. *Verificar a relação transversal*

Durante a distalização do molar superior, por vezes, cria-se uma situação de mordida cruzada ou de borda a borda. Neste caso clínico, a força extra-oral tem tendência para agravar a mordida cruzada se o arco interno não for expandido.

A maioria dos autores identificou a oclusão da mordida cruzada posterior unilateral apenas em termos de

da relação transversal dos molares superiores. Em termos de análise cefalométrica tridimensional, axiografia e exames funcionais, a verdadeira situação clínica pode ser reconhecida.

Desde 1988, o presente autor utiliza uma classificação internacional do estado da mordida cruzada baseada no molar responsável (maxilar ou mandibular) com um número 1, 2 ou 3 que expressa a correção transversal por grau de dificuldade:

0: Normal

1: Borda a borda

2: Correção de uma cúspide

3: Salto completo da mordida

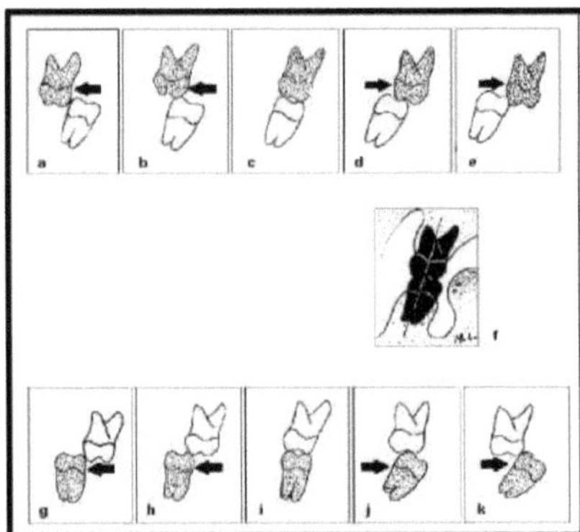

Fig. 62: Classificação da mordida cruzada

a - (UB3) mordida cruzada de salto completo vestibular superior

b - (UB2) mordida cruzada de correção de uma cúspide vestibular superior c - (UEE1) mordida cruzada de bordo a bordo vestibular superior

d - (UL2) correções de uma cúspide lingual superior mordida cruzada e - (UL3) salto lingual superior completo da mordida mordida cruzada f - representação da normalidade

g - (LB3) vestibular inferior salto completo da mordida mordida cruzada h - (LB2) vestibular inferior uma cúspide correcções mordida cruzada I - (LEE1) - vestibular inferior borda a borda mordida cruzada J - (LL2) lingual inferior uma cúspide correcções mordida cruzada K - (LL3) lingual inferior salto completo da mordida cruzada

Com esta classificação é possível estabelecer a verdadeira situação patológica, que indica concretamente a solução terapêutica adequada. Por exemplo, todas as mordidas cruzadas de terceiro grau devem ser corrigidas com uma placa de mordida no arco antagonista do lado da mordida cruzada (Fig. 63).

3. *Verificar a relação sagital.*

(1) O plano vertical pterigoide (PTV)/relação molar maxilar e

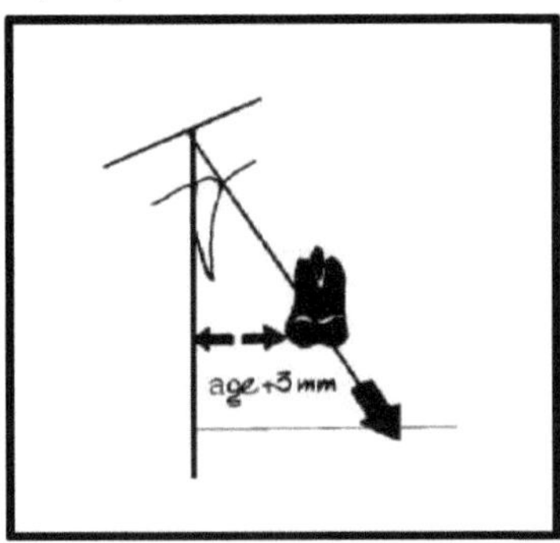

Fig. 63: A relação sagital do MI é dada pela sua distância distal ao plano PTV. A norma clínica é a idade +3

mm. O eixo facial atravessou a cúspide mesial

De acordo com Ricketts, a posição normal do molar superior (Ml) é dada pela face distal do molar em relação ao PTV. A norma clínica é a idade + 3 mm, e o desvio clínico é de 3 mm.

Em boas relações esqueléticas e dentárias de Classe I, o eixo facial normalmente cruza a cúspide mesial de Ml. No entanto, a análise do molar superior não deve ser apenas estática, mas também dinâmica. Se a distância Ml/PTV for menor do que a medida normal, a possibilidade de distalização é baixa e as possíveis extrações dependerão do potencial de crescimento e da presença do 3° molar. Por conseguinte, a análise da arcada dentária posterior deve incluir a medição mesiodistal de todos os molares para determinar o espaço posterior disponível na maturidade.

Para determinar uma convexidade positiva, o clínico deve distinguir entre uma maxila para a frente e uma mandíbula para trás; a análise cefalométrica é útil para este efeito. A idade do paciente também deve ser considerada, para determinar qual será a convexidade positiva com o tempo e o crescimento. Por exemplo, uma convexidade de +4 mm aos 8 anos de idade pode ser completamente diferente na maturidade, de acordo com o padrão facial (fig. 64). Nalgumas situações clínicas limite, a previsão de crescimento a longo prazo pode ser útil. Isto pode permitir ao clínico saber se, por exemplo, a força extra-oral e/ou a distalização estão indicadas.

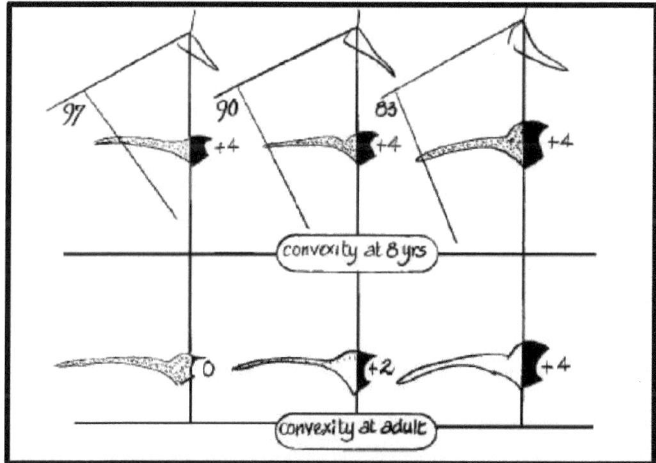

Fig. 64: A evolução a longo prazo da convexidade depende da tipologia do doente.

Uma convexidade de +4 mm aos 8 anos de idade não vai resultar na mesma alteração para os padrões braquifacial, mesofacial ou dolicofacial.

4. Aparelhos de distalização extra-orais

5. Os aparelhos de tração extra-orais podem ser divididos arbitrariamente em dois tipos: arcos faciais e arneses

Os aparelhos distalizadores extra-orais mais frequentemente utilizados são os arneses. O conjunto do aparelho extrabucal é composto por

> Força de entrega do arco de face unitária, gancho J

> Unidade geradora de força

> Unidade de ancoragem - touca, fita para o pescoço.

A filosofia básica do uso de aparelhos extrabucais (Fig. 65) é colocar os molares contra unidades de ancoragem extra-orais, por exemplo, o occipital ou as regiões cervicais. As forças geradas pelas unidades geradoras de força podem ser ajustadas de modo a distalizar os molares superiores.

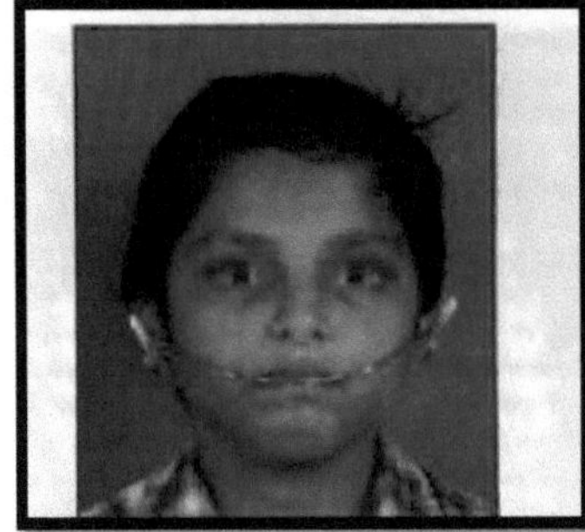
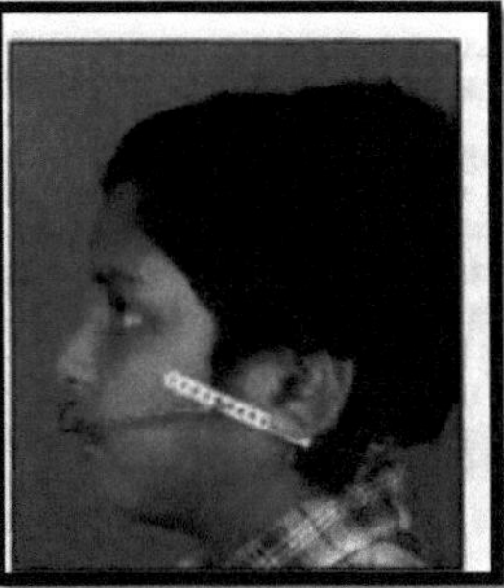

Fig. 65: Arnês cervical

A distalização bilateral e unilateral é possível com o uso de aparelhos extrabucais. As forças podem ser ajustadas de forma a que os molares sofram um movimento de inclinação corporal ou distal na direção posterior. Um movimento de inclinação distal só é recomendado em casos com padrão de crescimento horizontal, casos com uma face quadrada e mordidas profundas além do normal. Nestes casos, a inclinação ajuda a abrir a mordida, bem como a aumentar a altura facial anterior inferior. O tratamento com aparelhos extrabucais é mais eficaz antes da erupção dos segundos molares permanentes. Além disso, a adesão do paciente é fundamental para a obtenção de resultados bem-sucedidos. Isto refere-se não só ao uso regular, mas também ao número de horas de uso. Recomenda-se um mínimo de 12 a 14 horas de uso para o efeito ortopédico e 18 a 20 horas para o efeito ortodôntico (distalização dos molares).

6. Métodos intra-orais de distalização de molares

Por vezes, a adesão do paciente é um grande problema com os aparelhos extra-orais. Assim, foram concebidos métodos intra-orais para este efeito. Os aparelhos intra-orais geram forças de deslocação dos dentes através de três métodos principais - a utilização de parafusos, molas helicoidais abertas ou molas de arame com hélices incorporadas. Os ímanes foram concebidos para utilização intra-oral para distalização, mas não são muito populares.

Os aparelhos intra-orais são ancorados no palato e nos pré-molares posicionados anteriormente. Ao perfurar uma maior área de superfície radicular e/ou a região das rugas do palato, estes aparelhos são capazes de minimizar o efeito de inclinação das forças recíprocas geradas durante a distalização dos molares. Aqui também a eficiência dos aparelhos é maior antes da erupção dos segundos molares permanentes.

> **Um aparelho intra-oral de distalização de molares ideal deve satisfazer os seguintes critérios**

1. Necessidade mínima de adesão do paciente.

2. Estética e conforto aceitáveis.

3. Perda mínima de ancoragem anterior (evidenciada pela proclinação axial dos incisivos)

4. Movimento corporal dos molares para evitar efeitos secundários indesejáveis, prolongamento do tratamento e resultados instáveis.

5. Tempo mínimo de cadeira para colocação e reactivações.

> **Mecanismo de ação do aparelho distalizador**

É inserido um fio passivo de 0,016x0,022 polegadas com batentes que encostam à asa distal dos brackets dos pré-molares e as bobinas são colocadas no fio entre o primeiro pré-molar e o molar. As bobinas são activadas 8 a 10 mm, comprimindo-as e mantendo-as contra os molares através de ganchos crimpáveis

Uma vez que a força de reação da bobina move o fio para a frente, a função do batente contra o bracket do pré-molar é assegurar que o fio não se pode mover para além dos primeiros pré-molares, colocando assim a força de reação no aparelho de Nance. Para melhorar a ancoragem, é colocada uma mola de verticalização de 0,018 polegadas na ranhura vertical dos brackets dos pré-molares, direcionando as coroas para distal.

Quando os elásticos de classe II são fixados, um fio retangular com 10° de torque lingual da raiz do incisivo é inserido na arcada mandibular para manter a posição do incisivo inferior. A posição dos molares é mantida através da inserção de paragens de arame de 0.016x0.022 polegadas que se encontram sobre os tubos dos molares.

Os vários tipos de aparelhos de distalização de molares em ortodontia estão listados abaixo...

> Placa de Schwartz

> Aparelho sagital

> Primeira classe

> Parafusos sagitais veltribilaterais e monolaterais

> Molas helicoidais abertas

> Jogo de Jones

> Aparelho de jato distal

> Aparelho de retorno rápido

> Aparelho de pêndulo

> Ímanes intra-orais

> Camisola Jasper

> Para-choques labial

> **Placa de Sorça**

Este é um dos primeiros precursores do aparelho sagital, e também era referido como placa em "Y" devido à forma dos cortes na base que separam a placa nas suas partes componentes (fig. 66). Atualmente, raramente é utilizada.

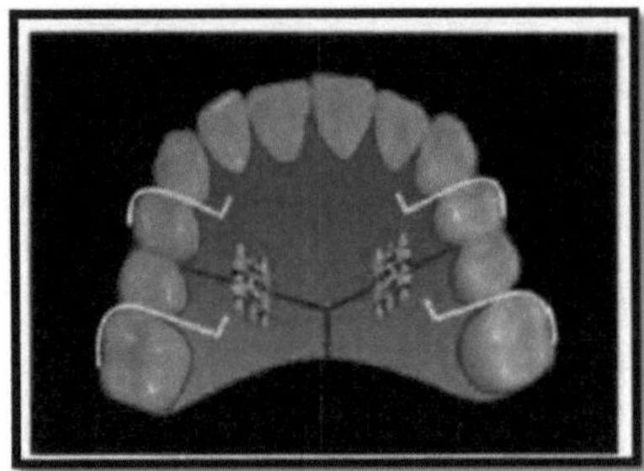

Fig 66: Placa de Schwartz

> **Aparelho Sagital**

Trata-se de um aparelho removível com um parafuso incorporado para a distalização dos primeiros molares permanentes. (fig. 67)

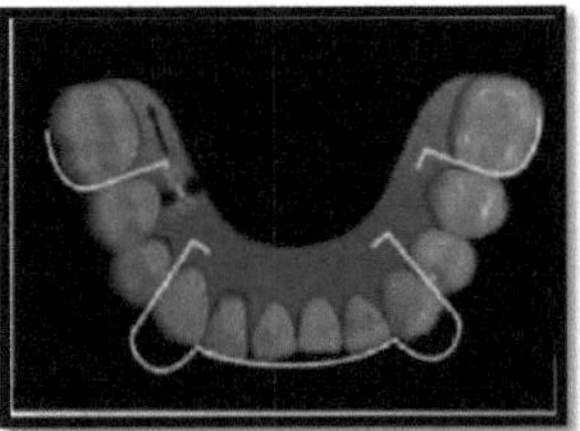

Fig. 67: Aparelho sagital

Os grampos de retenção são utilizados para manter o aparelho no sítio. A ativação do parafuso faz com que os molares sejam empurrados para distal.

Estes aparelhos não ganharam popularidade, apesar de poderem ser utilizados para distalizar os molares superiores ou inferiores, principalmente porque o controlo obtido não é tão bom como com outros aparelhos. Os molares são inclinados para distal e não se consegue um verdadeiro movimento corporal. A natureza removível do aparelho também o torna dependente do paciente e afeta a eficiência da conformidade.

> **Primeira classe**

Trata-se de um aparelho com base em parafusos (fig. 68), comercializado pela Leone (Itália).

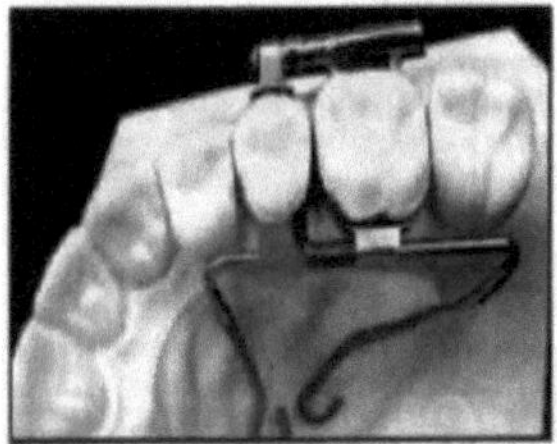

Fig. 68: Aparelho de primeira classe

A ancoragem é obtida através de uma placa palatina, que é fixada a extensões das bandas do primeiro pré-molar. O conjunto gerador de força consiste num mecanismo de parafuso telescópico em que a ativação do parafuso provoca um movimento de 0,1 mm dos molares na direção distal. A ativação recomendada é de uma volta por dia até se conseguir a correção excessiva.

> Parafusos Sagitais Vellribilaterais e Monolaterais

Estes parafusos são comercializados pela Leone (Itália). O parafuso sagital bilateral é utilizado para obter a distalização bilateral dos primeiros molares permanentes superiores. (fig. 69)

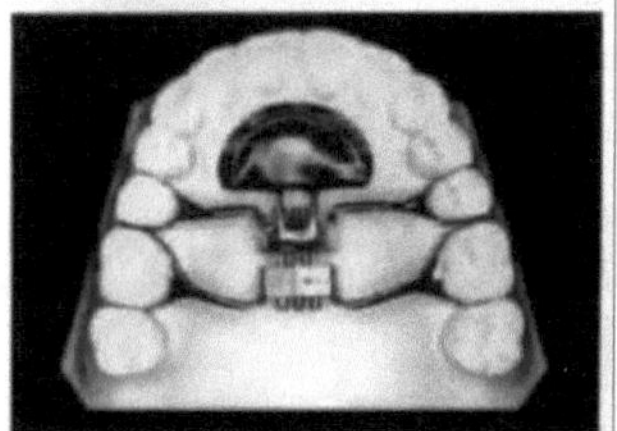

Fig 69: Parafusos monolaterais sagitais

O aparelho é constituído por um botão de Nance fixado no segmento pré-molar do parafuso.

O desenho do parafuso veltrimonolateral é diferente, mas o aparelho é construído da mesma forma (Fig. 70)

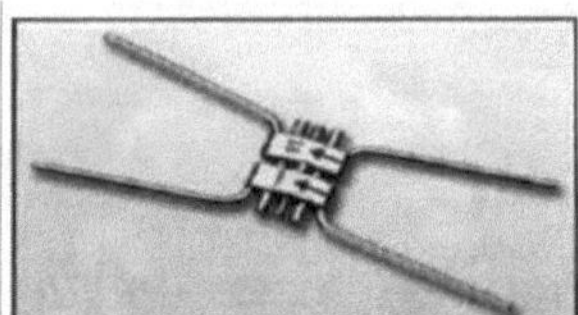

Fig. 70: Parafuso sagital veltribilateral

> Molas helicoidais abertas

Vários clínicos, com o objetivo de distalizar os molares, montaram aparelhos utilizando bobina aberta. Os aparelhos são basicamente soldados a bandas cimentadas nos pré-molares e molares. Normalmente, utiliza-se um fio vestibular e/ou palatino contendo uma mola helicoidal aberta para atingir as forças desejadas. Um botão palatino é geralmente adicionado aos pré-molares para aumentar a retenção.

> **Jones Jig**

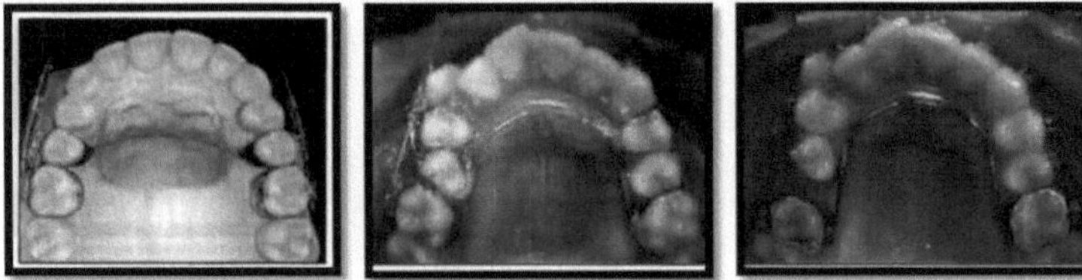

Fig. 71: Gabarito Jones

O Jones Jig (Fig. 71) é um aparelho distalizador disponível comercialmente na American Orthodontics (EUA). Ele consiste em uma mola helicoidal aberta colocada na face vestibular, que gera as forças necessárias quando é comprimida. O suporte de ancoragem é fornecido com o aparelho Nance. Ele pode ser utilizado tanto para distalização unilateral quanto bilateral. Foi demonstrado que ele distaliza os dentes molares mesmo após a erupção dos segundos molares permanentes.

> **Aparelho de jato distal**

O aparelho Distal Jet é um aparelho baseado em pistão e tubo, comercializado pela American Orthodontics (EUA). O aparelho é capaz de distalizar os segundos molares permanentes superiores. Os fabricantes afirmam que o aparelho gera um movimento puramente translatório.

> **Aparelho Fast Back**

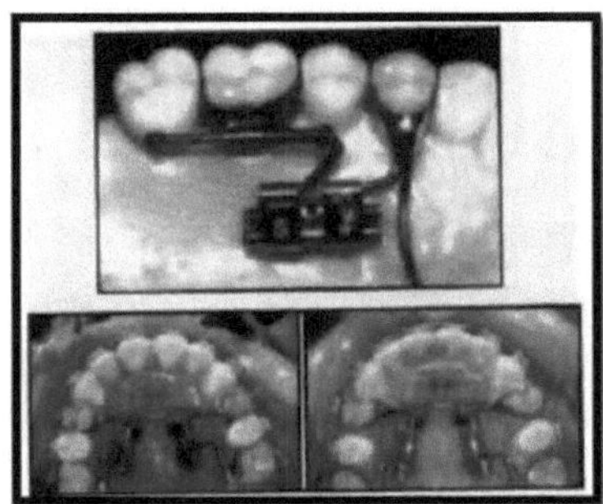

Fig. 72: Aparelho de encosto rápido

O aparelho "fast back" (Fig. 72) é um tipo de aparelho de molas helicoidais abertas comercializado pela Leone (Itália). É, de longe, a versão mais avançada deste tipo de aparelhos. Utiliza duas molas de níquel-titânio de resistência diferente (200 e 300 gm). O aparelho dispõe igualmente de um batente terminal autoblocante, o que torna o aparelho totalmente programável e aumenta consideravelmente a sua segurança durante a utilização. O aparelho fixo pode ser iniciado sem ter que esperar até que a distalização esteja completa.

> **Aparelho de pêndulo**

O aparelho pendular (fig. 73) é um aparelho híbrido que utiliza um grande botão acrílico de Nance no palato para ancoragem, juntamente com molas TMA de 0,032" que exercem uma força leve e contínua na face palatina dos primeiros molares permanentes superiores. Assim, o aparelho produz um amplo arco oscilante ou pêndulo de força da linha média do palato até o molar superior.

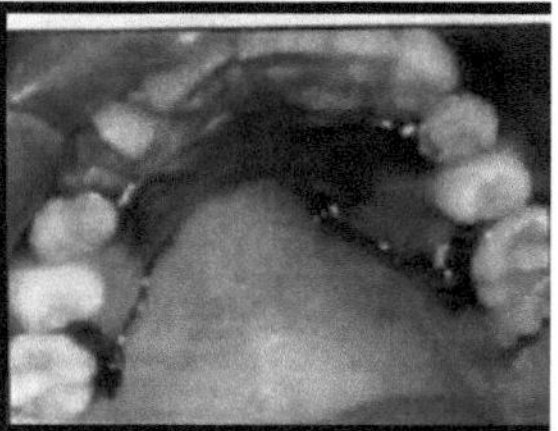

Fig. 73: Aparelho de pêndulo

> **Ímanes intra-orais**

Os ímanes (Fig. 74) têm sido utilizados em conjunto com os aparelhos ortodônticos fixos, com o objetivo de fechar espaços e recuperar espaços perdidos. Para distalizar, são utilizados em modo de repulsão, juntamente com um botão de Nance para retenção.

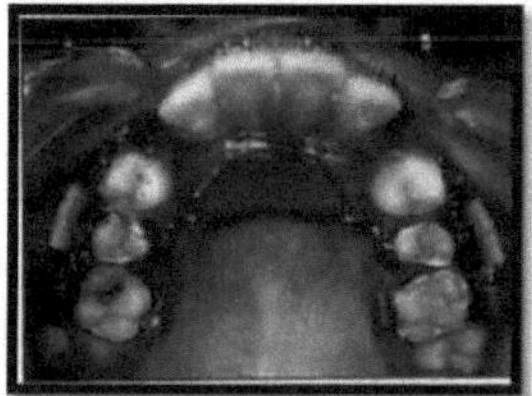

Fig. 74: Íman intra-oral

Os ímanes utilizados são

- Ímanes de samário-cobalto - $SmCo_3$ e Sm_2Co_{17}
- Ímanes de neodímio, ferro e boro - $Nd_2Fe_{14}B$

Os ímanes não são o método preferido para distalizar molares devido às desvantagens inerentes ao seu custo, tamanho e rápida deterioração da força em relação à distância movida.

> **Aparelho de para-choques labial**

O protetor labial (Fig. 75) é um aparelho simples, que se estende ligeiramente para além dos incisivos mandibulares e se liga distalmente aos molares mandibulares. Geralmente possui uma manga plástica vestibular ou cobertura acrílica na região anterior. Esta superfície plana recebe as forças exercidas pelo lábio inferior e transmite-as aos molares inferiores. Deve ser usado no início da fase de dentição mista para provocar uma distalização menor, caso contrário pode ser usado com o objetivo de endireitar os molares inferiores inclinados mesialmente.

Uma modificação do protetor labial é utilizada para distalizar os molares superiores e é designada por aparelho de Denholz. Aqui o protetor labial é fixado nos molares superiores por uma extensão vertical. O funcionamento do aparelho é semelhante. A quantidade de distalização real alcançada é limitada.

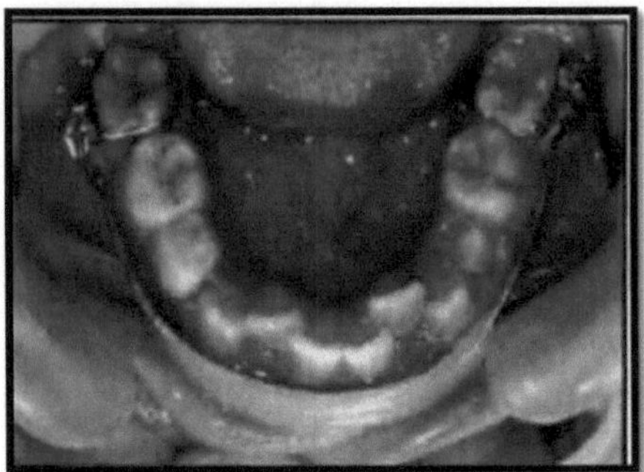

Fig. 75: Para-choques labial

Distalização de molares suportados por implantes

> Aparelho de jato distal suportado por implantes.

Utilizou um aparelho de jato distal modificado que foi suportado por um implante palatino[90] (fig. 76) colocado no bordo anterior da região das rugas do palato para distalização dos molares.

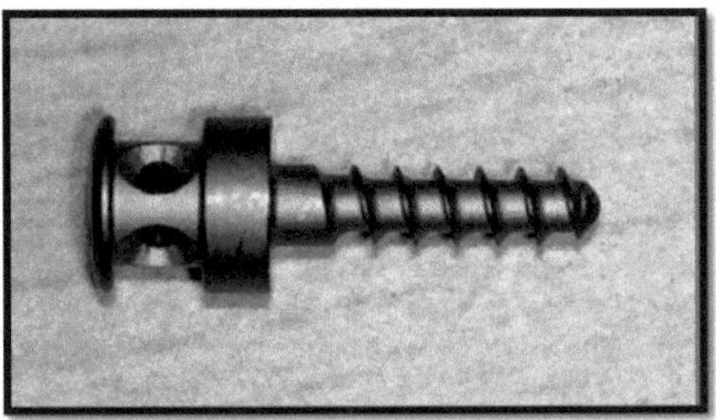

Fig. 76: Mini implante

Foram colocadas bandas molares com tubos palatinos nos primeiros molares superiores. Foi colocado um parafuso de ancoragem com 3 mm de diâmetro e 14 mm de comprimento na sutura palatina anterior, dois a três mm posterior ao ***Canalis Incissivus***, sob anestesia local. (fig. 77)

Durante a mesma visita, foram efectuadas impressões em alginato e obtidos modelos de moldes para a construção do aparelho. No molde dentário superior, um tubo de aço inoxidável (dentaurum, Alemanha) com 1 mm de diâmetro foi ajustado ao implante. Fios de ancoragem de 0,8 mm de diâmetro foram soldados aos tubos para apoios oclusais nos primeiros pré-molares. O fio de 0,9 mm estendeu-se através de cada tubo, terminando numa curva em baioneta que foi inserida no tubo palatino da banda do primeiro molar. Para a aplicação da força, foram ajustadas molas helicoidais abertas de níquel titânio com 0,76 mm de diâmetro

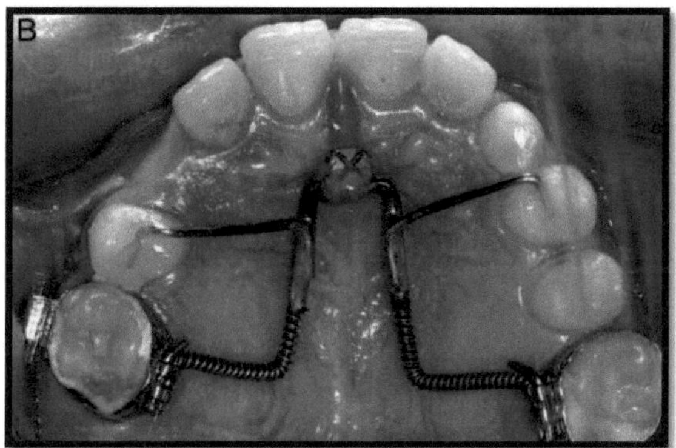

Fig. 77: Aparelho de jato distal suportado por implantes

O aparelho de jato distal suportado por implantes foi fixado aos pré-molares de ancoragem com adesivo compósito fotopolimerizável. A junção entre o implante e os tubos foi fixada com material compósito para eliminar a retenção de placa e aumentar a estabilidade do aparelho. Os braços de força foram colocados nos tubos e o aparelho foi ativado.

Após a conclusão da distalização, o parafuso foi removido sem anestesia e sem qualquer desconforto para o paciente durante a remoção. Um aparelho Hawley superior foi usado a tempo inteiro para retenção.

No aparelho de distalização intrabucal convencional, a unidade de ancoragem, que consiste no primeiro e segundo pré-molares conectados através de uma armação de arame e cobertura acrílica na profundidade palatina, é incapaz de resistir completamente à força mesial recíproca do aparelho, mas com a utilização do implante palatino como unidade de ancoragem, não se observa perda de ancoragem na região dos pré-molares e incisivos. A análise cefalométrica lateral mostrou que a posição dos incisivos permaneceu inalterada.

Byloff et al. aconselharam o carregamento do implante palatino após um período mínimo de osteointegração de duas semanas. Esse período varia de acordo com a técnica de fixação. Não houve necessidade de um período de fixação após a aplicação utilizada no estudo efectuado pelo autor. Este implante pode ser carregado imediatamente.

Vantagens:

1. Estabilidade face a movimentos de rotação.
2. Pode ser possível carregar imediatamente o implante e aplicar uma força bilateral ou unilateral.
3. Facilidade de inserção e remoção.
4. Movimento distal adequado do molar conseguido sem perda de ancoragem.

> Aparelho Pendulum Suportado por Implantes Graz

Introduzimos um novo implante palatino com aparelho pendular para distalização de molares[91] . A sua forma é determinada pelo pêndulo suportado pelo implante, suporta uma pressão de até 250 gm/molar e baseia-se na miniplaca. Esta foi escolhida porque as miniplacas suportam grandes cargas durante a mastigação após a reparação de fracturas da maxila e da mandíbula.

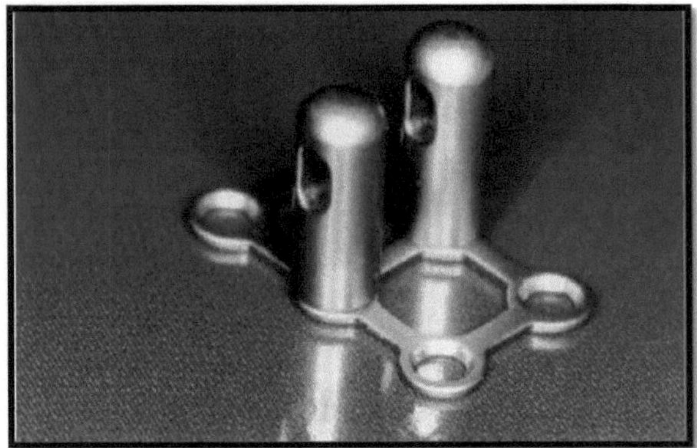

Fig 78: Implante palatino

O palato duro anterior é exposto através da reflexão de um retalho mucoperiosteal. O implante é colocado na linha média, estando os dois pinos localizados na linha definida por ambos os primeiros pré-molares. O implante é fixado com mini-parafusos. Após incisões na mucosa palatina, o retalho é reposicionado com o pino exposto. A perfuração da cavidade nasal não prejudica o resultado operatório. No final do tratamento, o implante é facilmente removido sob anestesia local.

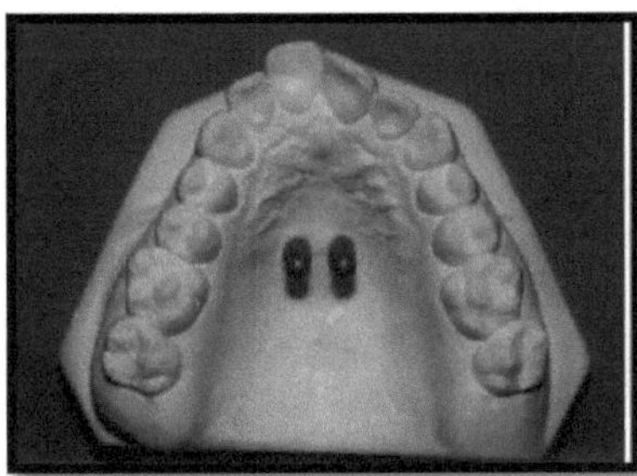

Fig. 79a: Modelo de gesso com implante

Uma semana após a cirurgia, é feito um modelo de gesso da maxila com o implante (fig. 79a), o pêndulo é feito para encaixar no modelo de gesso e é colocado nos pinos do implante. O pêndulo é colocado telescopicamente nos pinos apenas tocando na mucosa sem pressão (fig. 79b).

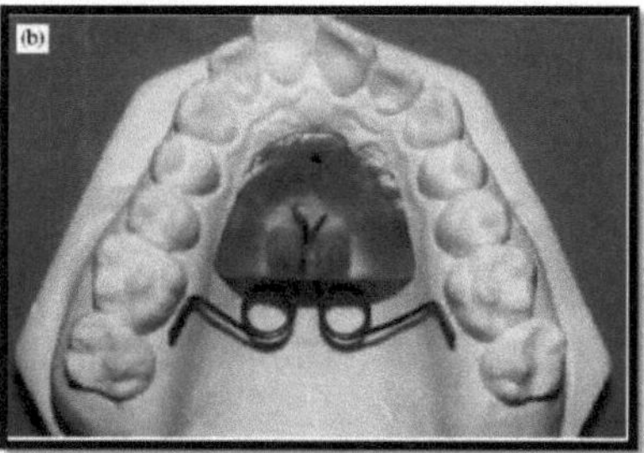

Fig. 79b: Pêndulo colocado nos pinos do modelo de gesso

As molas do pêndulo podem ser activadas imediatamente. A força necessária para a distalização é de 250 gm/molar. O paciente é visto de 4 em 4 semanas e as molas com uma força de 80-100 gm são colocadas num fio seccional entre o primeiro e o segundo molar. No início, ambos os molares são movidos para distal simultaneamente e, mais tarde, os primeiros molares são mantidos no final do tratamento, reduzindo a pressão da mola entre ambos os molares.

O pêndulo suportado por implantes de Graz (fig. 80) é mais fácil de manusear do que o aparelho utilizado por Wehrbein *et al.* (1996). Pode ser simplesmente removido para ativar as molas. Apenas uma pequena operação é necessária para permitir a inserção direta do implante. A distalização do molar é conseguida sem aparelhos extra-orais, sem extração de um único dente e num curto espaço de tempo de tratamento.

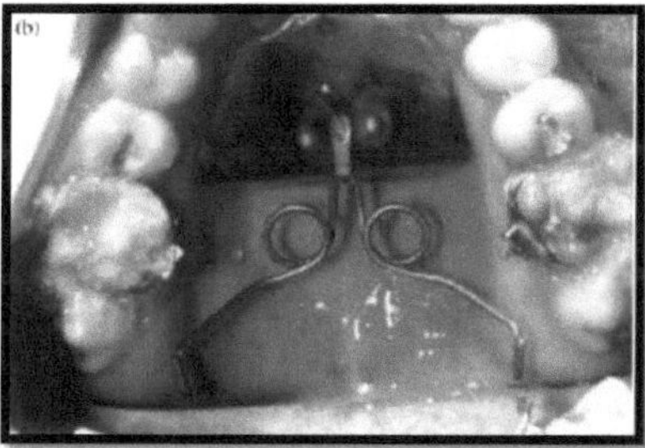

Fig. 80: Implante de Graz suportado pelo aparelho Pendulum

> **Distalização com o aparelho Bone Supported Pendulum (BSP)**

Introduziu um aparelho pendular modificado, o aparelho pendular com suporte ósseo (BSP)[92] com 2 parafusos endósseos para ancoragem na área palatina foi utilizado para a distalização dos molares superiores e para prevenir a perda de ancoragem geralmente associada ao movimento mesial dos pré-molares e ao movimento labial dos incisivos superiores. (fig. 81)

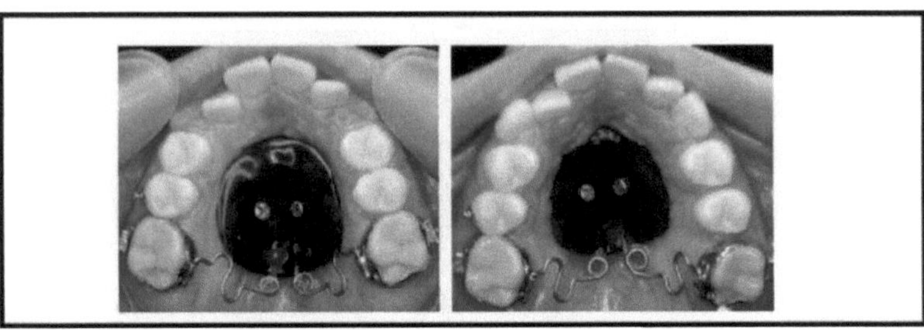

Fig. 81: Aparelho pendular suportado por osso com modificação de duplo laço e rolamento metálico na parte anterior da placa acrílica

Na parte anterior da placa de acrílico, foi incluído um aparelho pendular do desenho de Hilger, com uma modificação de alça dupla com suporte metálico. Os attachments metálicos foram colocados no pré-molar e no molar do mesmo lado da referência radiográfica (fig. 81). Todos os aparelhos BSP foram colocados pelo mesmo operador usando 2 parafusos paramedianos 2,0 x 11 mm no palato. As molas do BSP foram colocadas nas bainhas linguais dos primeiros molares com uma força de aproximadamente 250 gm. Em cada consulta, os tecidos moles em torno do BSP foram verificados, e as molas foram reactivadas se necessário. A distalização foi continuada até que a relação molar de Classe II fosse sobrecorrigida clinicamente para uma relação molar de super Classe I. O dispositivo foi então deixado no local como um aparelho de retenção.

O BSP foi concebido para evitar a perda de ancoragem geralmente associada ao movimento mesial dos pré-molares e ao movimento labial dos incisivos superiores.

O BSP se comportou de forma semelhante ao pêndulo apoiado no dente em relação ao movimento distal dos molares. E o plano mandibular girou 1 grau em direção posterior, o que é semelhante aos outros estudos de pêndulo durante a distalização.

Durante o movimento de distalização, o aparelho produzirá um efeito de fulcro sobre os parafusos, fazendo com que a placa de acrílico se encaixe levemente contra o palato. Apesar disso, não houve perda do efeito de ancoragem; a quantidade de deslocamento do aparelho foi mínima.

> **Distalização de molares superiores com mini-parafuso palatino médio**

Introduziu um novo método de distalização de molares através da utilização do Miniscrew na região palatina mediana[93] . Os métodos tradicionais de controlo da ancoragem durante a distalização de molares tendem a causar movimentos indesejados de outros dentes e a exigir a cooperação do paciente. Estas desvantagens podem ser ultrapassadas com a ancoragem esquelética.

Nos cefalogramas laterais, devido ao facto de o osso palatino parecer fino num cefalograma lateral, é necessário um implante palatino médio mais largo ou um implante do tipo disco. Se a área palatina for examinada em três dimensões, o suporte ósseo disponível é maior do que parece cefalometricamente. A cavidade nasal não é adequada para ancoragem intrabucal porque se estende lateralmente a partir da sutura palatina média e é, de facto, demasiado fina, mas a crista nasal entre a espinha nasal anterior e a espinha nasal posterior é 2 mm mais espessa do que parece num cefalograma lateral. A crista nasal tem uma forma triangular com uma base de 5,4 mm e uma altura de 5,6 mm no adulto médio (fig. 82). Esta dimensão é suficiente para um mini-implante.

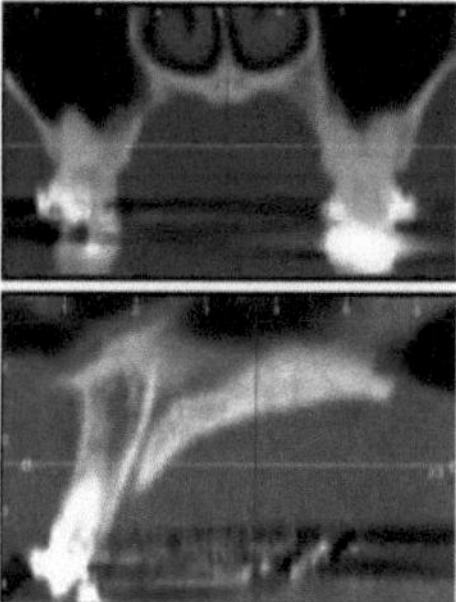

Fig. 82: A tomografia computorizada mostra que a crista nasal é 2 mm mais espessa do que aparenta na vista lateral

Exceto no canal incisal, o palato médio é constituído por osso cortical que é suficiente para suportar um mini-parafuso inteiro, de modo a que o parafuso não seja afetado por forças ortopédicas. Além disso, não existem raízes, nervos ou vasos sanguíneos na área palatina para complicar a colocação cirúrgica do parafuso. A maior parte do tecido mole é mais fino do que 1 mm, assegurando a colocação exacta do mini-parafuso com estabilidade biomecânica. Não há espera pela osteointegração e não há necessidade de cirurgia adicional porque o mini-implante é facilmente removido.

> Implantes palatais

Em 2003, Jessie, Jacob[94] investigaram e demonstraram que os implantes dentários colocados no osso alveolar eram resistentes à aplicação de força ortodôntica. Em indivíduos dentados, não existem locais disponíveis para a colocação de implantes, para além das alternativas da área retromolar e da região palatina. Foram desenvolvidos novos aparelhos que são colocados no palato (fig. 83) e proporcionam a oportunidade de ancoragem total na gestão ortodôntica da arcada maxilar e oferecem um maior conforto ao doente devido à invisibilidade do aparelho.

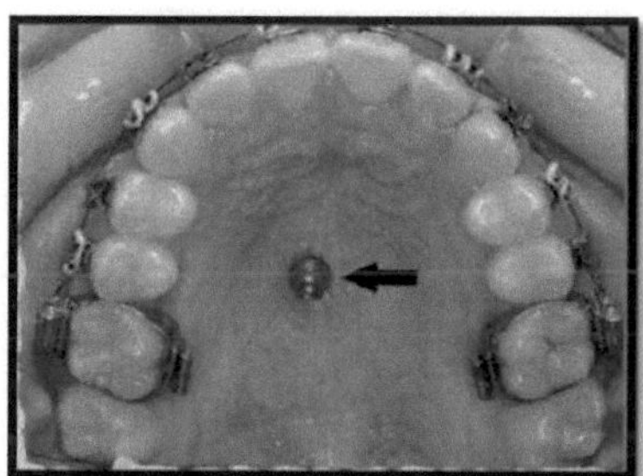

Fig. 83: Implante palatino

Ancoragem de implantes

A atividade integrada de modelação e remodelação óssea é o mecanismo de movimentação dentária. A carga ortodôntica move o dente com os seus tecidos de suporte se o periodonto estiver saudável. Por outro lado, os implantes osseointegrados não se movem em resposta às cargas ortodônticas. Embora exista uma intensa atividade de remodelação dentro de 1 mm da superfície do implante, as cavidades de reabsorção na interface (espaço de remodelação) cobrem apenas cerca de 35-40% da superfície em qualquer altura. Os restantes 60-65% da interface estão rigidamente integrados, impedindo o movimento do implante em relação ao osso de suporte. Os implantes são unidades de ancoragem ideais porque não se movem em resposta à força aplicada dentro do intervalo ortodôntico (menos de 5N)

Indicações para a ancoragem de implantes:

1) Intrusão intra-arco de um dente ou dentes que supra-erupcionaram.

2) Intrusão interarcos dos dentes.

3) Retração intra-arco /protracção de dentes adjacentes dentro da mesma arcada.

4) Retração/protracção interarcos.

Vantagens da utilização de implantes palatinos:

- A principal vantagem da utilização de implantes palatinos é a preservação da ancoragem durante a deslocação dos molares para distal. Os pacientes da classe II que necessitavam de ancoragem máxima foram tratados eficazmente com a aplicação de implantes palatinos. Quando a técnica de colocação não invasiva (eliminação de incisão, retalho e suturas) é combinada com a cirurgia numa única fase, a abordagem cirúrgica é simplificada e bem tolerada pelos pacientes. Além disso, sendo o palato uma superfície quase plana, não existe o risco de criar defeitos ósseos à volta dos implantes. Uma broca de punção pode perfurar a mucosa onde o implante tem de ser colocado. Este facto diminui o tempo de cirurgia, as complicações pós-operatórias, o edema e a dor. Como a mucosa palatina é altamente queratinizada, as condições do tecido mole peri-implantar são favoráveis, criando uma selagem firme do tecido conjuntivo. Assim, existe pouco risco em deixar o implante cicatrizar transmucosalmente. Os implantes palatinos transmucosos não podem ser perturbados pelas forças mastigatórias e não são pré-carregados devido à sua localização central.

Bases anatómicas/lugares para implantes palatinos

Foi recomendada uma variedade de locais anatómicos para a ancoragem de implantes para facilitar a movimentação ortodôntica dos dentes

1) No maxilar

Espaço edêntulo no alvéolo dentário, palato, processo zigomático.

2) Na mandíbula

Espaço edêntulo no alvéolo dentário, região retromolar, ramo.

Os implantes localizados dentro do dentoalveolo podem servir dois objectivos: primeiro como ancoragem ortodôntica e depois como pilares para a substituição de dentes protéticos. Os implantes localizados fora da arcada dentária padrão podem fornecer ancoragem intra-oral durante o tratamento ortodôntico e depois serem removidos ou enterrados.

Em geral, os implantes colocados no palato ou na região retromolar serão limitados em comprimento pela quantidade de osso disponível. Wehrbein e colegas caracterizaram a resposta óssea favorável às forças de carga ortodôntica em cães e em seres humanos, bem como a eficácia da utilização do palato como local de ancoragem para a colocação de implantes numa fase Em doentes que não têm dentes em falta na arcada, a ancoragem convencional de implantes pode não ser rentável devido ao tempo de tratamento adicional, ao custo, à cirurgia e aos locais comprometidos para a colocação de implantes. Para evitar ou reduzir estas preocupações, a atenção recente tem-se centrado na utilização de dispositivos de ancoragem mais pequenos, não osseointegrados e implantes biodegradáveis como elementos de ancoragem ortodôntica.

Felizmente, a magnitude das forças associadas à ancoragem ortodôntica é relativamente baixa e geralmente não excede a capacidade da interface do implante ósseo

A área de colocação preferida é a linha média palatina entre os 1 pré-molares, mas o padrão de cicatrização dos implantes colocados não é idêntico em todos os casos e esses implantes podem falhar. Com a ajuda do condicionamento do leito do implante e da escolha do tamanho e da superfície adequados do implante, a taxa de insucesso pode ser reduzida, mas a principal razão para o insucesso dos implantes é a falta de osso de suporte. Na linha média, o osso tem normalmente cerca de 1,5 cm de espessura e tem suporte ósseo suficiente para a implantação de implantes pequenos (4-6 mm de comprimento endósseo, diâmetro de 3,3 mm). A colocação do implante deve ter este facto em consideração, uma vez que um leito ósseo mais favorável à osseointegração pode ser encontrado posteriormente à linha de interligação dos 1 pré-molares. As possibilidades ortodônticas dos implantes dentários foram percebidas há já algum tempo, depois de ter sido demonstrado que podiam suportar facilmente a magnitude das forças necessárias para realizar os movimentos dentários. No entanto, os implantes convencionais não são os mais adequados para a gama de aplicações ortodônticas e, em particular, o seu tamanho impede muitas vezes a sua utilização nos locais de ancoragem habitualmente disponíveis no palato e na região retromolar. O implante Orthosystem (Instiute Straumann) foi especificamente concebido para aplicações ortodônticas e é utilizado para obter uma ancoragem a partir de um local palatino.

O implante Orthosystem tem um diâmetro de 3,3 mm, é auto-roscante e está disponível em comprimentos de 4 ou 6 mm. As roscas têm um acabamento de superfície jato de areia/acid-etch. O colo transmucoso polido do implante tem 2,5 ou 4,5 mm de comprimento. A cabeça do implante tem um acabamento com uma ranhura que aceita um fio ortodôntico fixado no lugar por uma tampa de aperto redonda aparafusada na parte superior como um pilar convencional.

Esta técnica é adequada apenas para jovens ou adultos esqueleticamente maduros, onde é possível fixar um implante na área palatina mediana como alternativa à tração extra-oral. A mucosa palatina é primeiro anestesiada e é utilizado um punção para remover o tecido no local pretendido. A preparação do local é semelhante à colocação de implantes de rotina, com a exceção de que o implante é inclinado a cerca de 60° em relação ao plano oclusal.

Não foram encontrados problemas de estabilidade do implante sob carga ortodôntica e o tamanho reduzido do implante minimizou o potencial para complicações adicionais associadas à perfuração da cavidade nasal numa região anatómica de dimensões limitadas. Além disso, o implante osseointegrado comporta-se como um dente anquilosado, o que permite a sua utilização como âncora sem criar qualquer movimento recíproco ou apresentar qualquer efeito negativo.

> **Retração simultânea do incisivo e movimento do molar distal com ancoragem de microimplantes**

> **Hyo Sang Park** ***et al***, em **2004**, introduziram a utilização de parafusos de microimplantes[95] na distalização de molares, que oferecem um método minimamente intrusivo de ancoragem intra-arco que pode traduzir quadrantes inteiros sem resultados recíprocos negativos que afectam as técnicas inter-arcos.

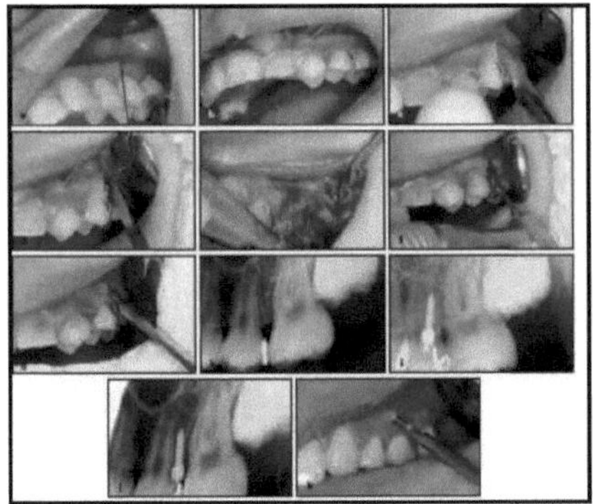

Fig 84: A- infiltração de anestesia local no local da cirurgia. B- guia de fio de latão C- incisão vertical para retalho periosteal. D- utilização do elevador periosteal para virar um retalho. E- A broca redonda n.° 2 prepara o ponto de entrada para a broca piloto. F- observar o ângulo da broca piloto.

G- Colocação de um implante de parafuso microscópico com acionador manual. H- utilização de radiografias periapicais para avaliar o espaço para colocação do parafuso microscópico. I- observar como uma radiografia periapical mostra o espaço entre o parafuso microscópico e as raízes dos dentes. K- remoção de um microparafuso com a chave manual especial.

Aplicação

Um micro-parafuso com 1,2 mm de diâmetro e 0,8 mm de comprimento foi colocado no osso interradicular entre o segundo pré-molar e o primeiro molar superiores (fig. 85) em ambos os lados.

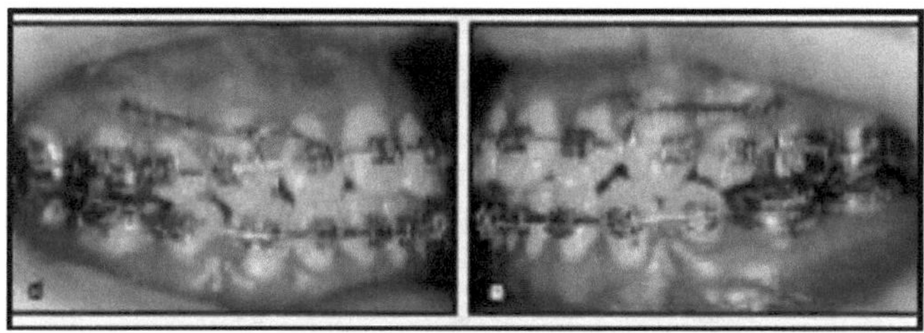

Fig. 85: Posição da colocação do implante maxilar

Após 2 semanas de cicatrização, foram aplicadas molas helicoidais de níquel titânio com 200 gm de força em ganchos soldados anteriormente no arco maxilar.

O MIA oferece uma nova e excitante modalidade de tratamento ortodôntico. A retração, a protracção, a intrusão e a extrusão dos dentes anteriores e posteriores podem ocorrer sem efeitos secundários prejudiciais para os dentes adjacentes.

> **Sistema de ancoragem esquelética para distalização**

Sugawara *et al.*, em 2006, desenvolveram o Sistema de Ancoragem Esquelética (SAS)[96] , que é um aparelho não-conformidade que utiliza um conceito semelhante ao do sistema de implante palatino, mas mecanicamente diferente deste. O SAS consiste em placas de ancoragem de titânio (fig. 86) e parafusos monocorticais que são colocados temporariamente na maxila ou na mandíbula, ou em ambas, como unidades de ancoragem absoluta para a ortodontia de adultos. E é possível movimentar os molares superiores para distal com facilidade.

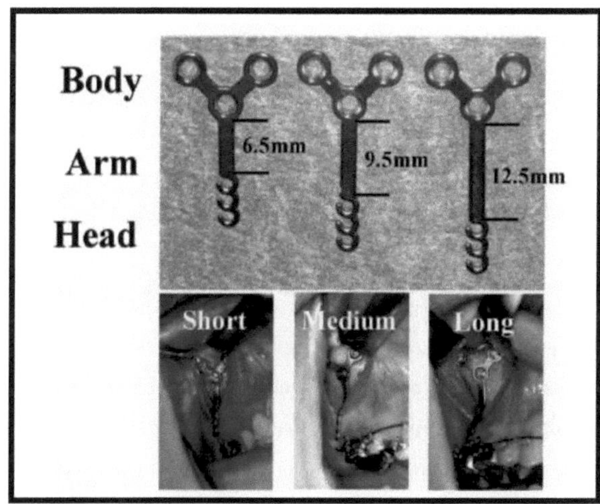

Fig. 86: Placas de ancoragem ortodônticas de titânio para o movimento distal dos molares superiores

Indicações:

- As más oclusões de Classe II caracterizadas por apinhamento da dentição maxilar e inclinação vestibular dos incisivos superiores em qualquer tipo de face, porque o SAS permite o controlo tridimensional simultâneo dos molares superiores e inferiores.

- A distalização também é possível em casos de mordida aberta.

- Os pacientes cirúrgicos de classe III que necessitaram de descompensação dos incisivos superiores na ortodontia pré-cirúrgica também são candidatos à distalização dos molares superiores com o SAS.

O SAS é uma modalidade viável para a distalização de molares superiores, pois utiliza unidades de ancoragem estáveis e fortes. Permite não só a distalização de um único molar, mas também o movimento em massa dos segmentos vestibulares maxilares com apenas uma pequena cirurgia para colocação das placas de ancoragem de titânio nos contrafortes zigomáticos.

Métodos para avaliar a quantidade de distalização

O estudo foi concebido para avaliar cefalometricamente os efeitos esqueléticos e dentoalveolares da Distalização e incluiu um ensaio clínico com modelos dentários.

Os critérios de inclusão para a investigação são -

- Necessidade de tratamento sem extração e distalização unilateral de mais de 2 mm

- Disponibilidade de modelos dentários e radiografias de boa qualidade com visibilidade adequada dos pontos de referência.

- Disponibilidade de radiografias cefalométricas e modelos dentários tirados imediatamente antes (T1) e depois (T2) do movimento distal.

- Exclusão do crescimento durante a distalização.

Após o término do processo de distalização, quando a necessidade de espaço calculada mais um terço da distância de distalização foi alcançada, o fio de contenção no segundo pré-molar foi removido para permitir que o dente se movesse para distal através de fibras transseptais. A partir daí, o aparelho permaneceu por mais 8 semanas até a sua remoção. Assim, o osso ao redor do molar deslocado pôde se consolidar antes do próximo passo do tratamento.

Foram realizadas duas análises cefalométricas laterais da amostra, em T1 e T2. T2 corresponde à remoção do aparelho e inclui o movimento ativo dos molares mais 8 semanas sem ativação. O regime de tratamento incluiu o diagnóstico por radiografias e modelos de gesso. Os cefalogramas foram traçados à mão de acordo com o procedimento de Burkhardt *et al.*, um investigador traçou as radiografias cefalométricas e um segundo verificou os pontos de referência. Para os cefalogramas, foram fixadas temporariamente peças especiais de arame curto de 17 x 25 ss em ambos os tubos vestibulares dos primeiros molares, para diferenciar reprodutivamente os molares esquerdo e direito. (fig. 87)

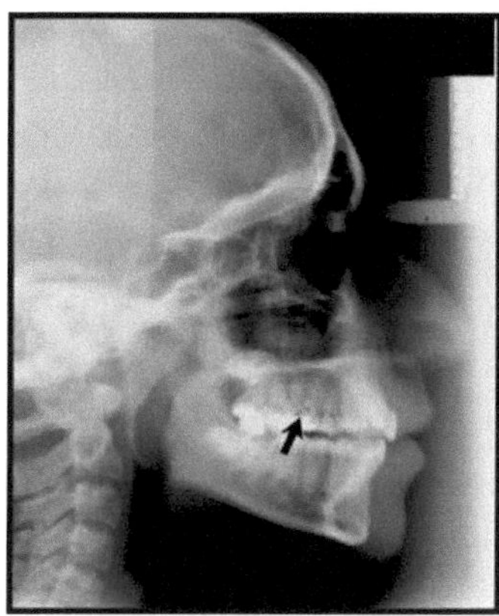

Fig. 87: Diferenciação entre os molares esquerdo e direito no cefalograma.

No lado da distalização, o gancho da peça de fio curto foi aberto mesialmente (fig. 88) e, no lado contralateral, foi aberto distalmente.

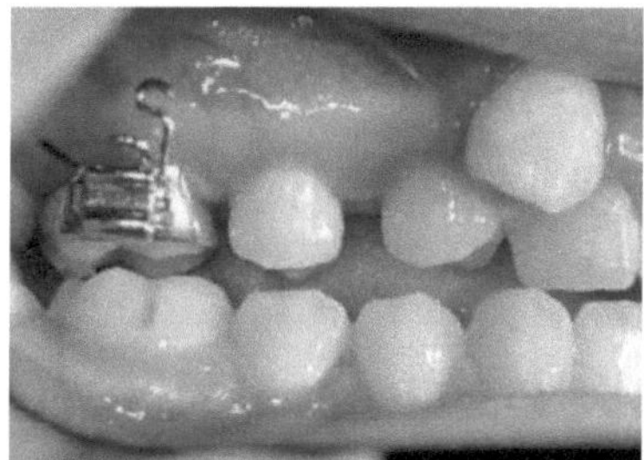

Fig. 88: Posição do gancho

A posição vertical do gancho foi adaptada ao eixo do dente. Assim, os molares esquerdo e direito foram diferenciados. Em caso de discordância, esta foi resolvida através da reconstituição do ponto de referência ou das estruturas esqueléticas, de forma satisfatória para os dois investigadores (fig. 89).

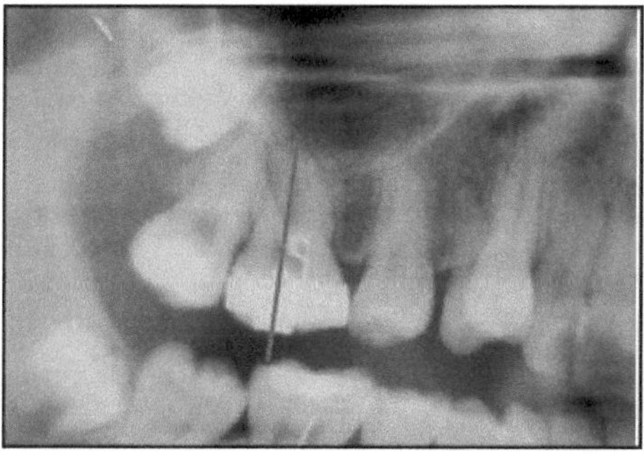

Fig. 89: Ganchos de medição no ortopantomograma - foi controlada a correspondência entre o eixo do dente (linha vermelha) e o eixo da peça de arame (gancho radio-opaco)

As posições dos pré-molares foram desenhadas no cefalograma correspondente aos primeiros molares, que se diferenciaram pelos ganchos de arame dos lados direito e esquerdo. Os movimentos verticais dos incisivos foram medidos pela distância entre a linha nasal e o ponto incisivo. A alteração pelo crescimento foi excluída pela comparação de sobreposições tomadas em T1 e T2 das estruturas da base do crânio e do complexo maxilar, conforme descrito por Pancherz e Bjork e Skieller. Para o método de sobreposição, foi utilizado o método de Pancherz. Entre os 12 e 13 anos de idade, o ângulo SNA aumenta cerca de 0,2 graus, o que significa que o crescimento da maxila será inferior a 0,5 mm em 8 meses. E isso pode ser ignorado. A perda de ancoragem foi determinada através da medição do movimento dos incisivos e pré-molares. Assim, os pontos centroides foram determinados para as coroas como o ponto médio entre a maior convexidade mesial e distal dos primeiros pré-molares. A ponta da cúspide dos incisivos e o bordo dos ápices foram utilizados para construir uma linha perpendicular. (fig.90)

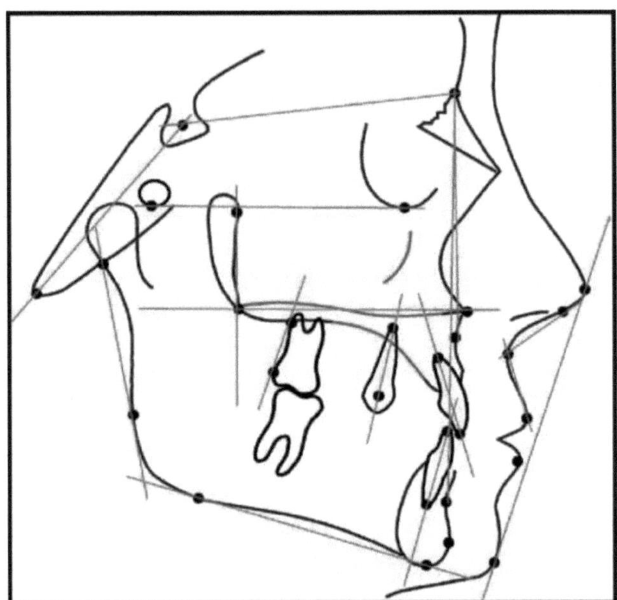

Fig. 90: Linhas de medição construídas de cefalogramas - as estruturas verdes são a cristra infrazygomatica e as superfícies superior e inferior do palato duro, onde foram feitas sobreposições

A quantidade de movimento dentário entre T1 e T2 foi determinada a partir de sobreposições maxilares, utilizando-se o plano palatino e as superfícies superior e inferior do palato duro, e a crista infrazigomática. A inclinação dos dentes foi determinada pelo ângulo do eixo longitudinal do incisivo e do pré-molar e o plano palatino. Os movimentos dos primeiros e segundos molares foram determinados por uma tangente na convexidade mais distal da coroa e no contorno mais distal do ápice da raiz. (fig. 91).

Medição da quantidade de movimento dentário.

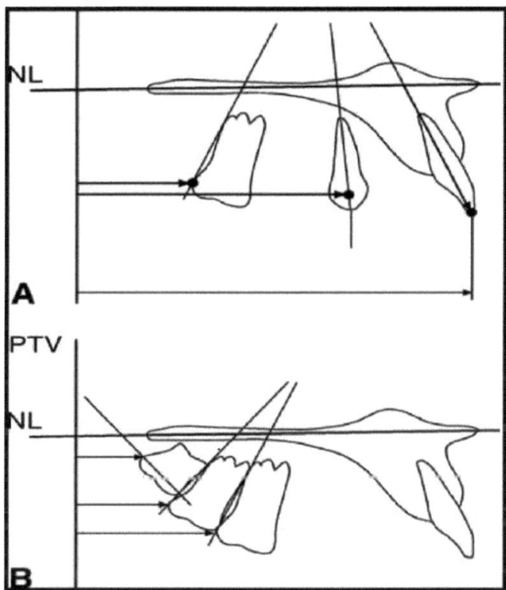

Fig. 91: Pontos de medição dentários A, Incisivo, pré-molar e primeiro molar para determinar a distância ao plano vertical pterigoide (PTV) e o ângulo à linha do násio (NL); a linha entre a NL e a ponta da cúspide do incisivo é a distância de alongamento do incisivo. B, Molares: o ângulo em relação à NL e a distância em relação ao PTV foram determinados por tangentes no primeiro e segundo molares, em contraste com a distância e o ângulo medidos no terceiro molar pela linha do maior diâmetro do dente

O movimento dos molares no plano horizontal foi monitorizado através da recolha de impressões em alginato e da realização de moldes dentários em T1 e T2. As medições foram efectuadas duas vezes com um intervalo de 3-4 semanas por 2 examinadores para identificar quaisquer alterações nas larguras transversais e sagitais das arcadas.

Para examinar as alterações transversais, foram medidas as distâncias entre as pontas das cúspides mesiovestibular e distovestibular dos primeiros molares e a linha mediana da rafe.

Medição da alteração transversal após a distalização

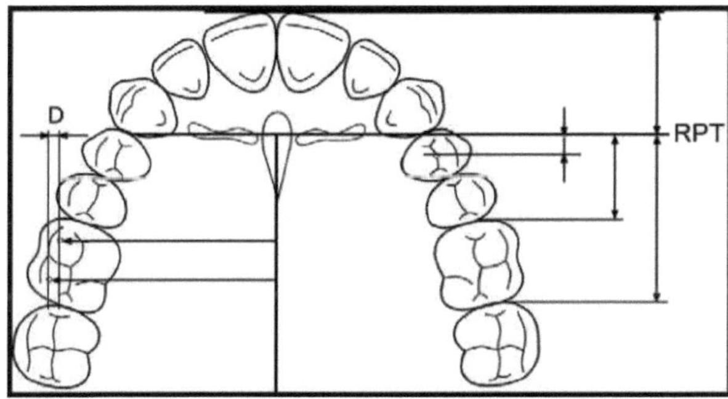

Fig. 92. Linhas construídas para a medição do modelo de gesso; as alterações sagitais foram encontradas na

linha transversal da rafe-papila (RPT) como linha de referência. As alterações transversais do primeiro e segundo molar foram determinadas medindo a distância entre a linha mediana da rafe e as pontas das cúspides mesial e distal dos molares. A diferença (D) de T1 para T2 mostra a rotação

O mesmo procedimento foi efectuado para os segundos molares. As diferenças entre T1 e T2 mostraram o aumento ou diminuição transversal nesses dentes. A rotação foi verificada pela alteração da diferença entre as pontas das cúspides distobucais e mesiobucais de T1 para T2. A linha média em T1 e T2 foi medida em relação à linha média da mandíbula. Uma tala de acrílico foi colocada na mandíbula para que não ocorressem mudanças na posição dos dentes e para um melhor deslizamento dos molares superiores.

Para determinar o movimento dentário sagital, as alterações foram medidas na linha transversal da papila rafe. Em ambos os lados de cada molde dentário, mediu-se a distância, a partir desta linha, do ponto mais baixo da fossa central do primeiro pré-molar, o que corresponde aos pontos centróides do pré-molar na vista lateral. A crista mais anterior do primeiro e segundo molares, e o ponto incisal do incisivo. O espaço entre o primeiro pré-molar e o molar foi encontrado medindo-se a distância entre a crista mais distal do primeiro pré-molar e a crista mais mesial do primeiro molar.

Retificação de dentes posteriores inclinados

Os dentes posteriores inclinados sempre ocupam mais espaço. Os molares tendem a inclinar-se mesialmente quando os segundos molares decíduos são perdidos, quando a erupção do primeiro ou do segundo molar é precoce ou tardia ou quando a cárie na superfície distal deste dente não é restaurada no momento adequado ou com o contorno ideal. Se a perda dentária que leva a

1. Inclinações e rotações mesiais dos molares, inclinações e rotações distais dos dentes pré-molares (fig. 93)

2. Erupção de dente oposto em espaço edêntulo

3. Os tecidos gengivais ficam dobrados e formam-se bolsas na zona

4. A acumulação de placa bacteriana nas bolsas leva a danos periodontais, com perda de fixação gengival e perda de osso alveolar

5. O movimento dos dentes adjacentes no espaço aberto gera contactos abertos com impactação de alimentos e acumulação de placa bacteriana

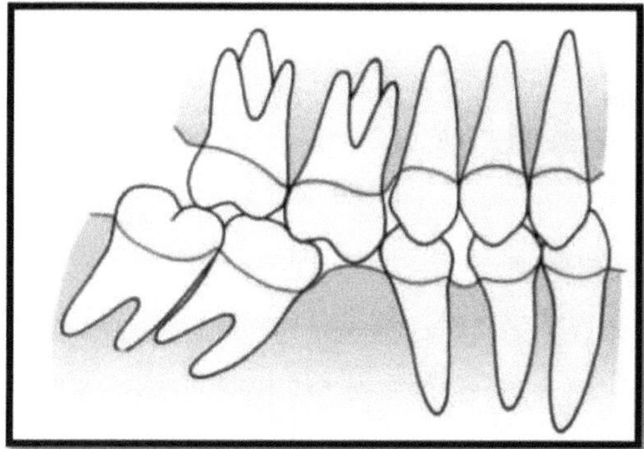

Fig. 93: Inclinação mesial dos molares e inclinação distal dos pré-molares

6. A tensão oclusal não é dirigida através do eixo vertical do dente = tensão intermitente
7. Presença de interferências oclusais durante os movimentos mandibulares
8. Restauração protética difícil

O reposicionamento ou a verticalização dos molares (Fig. 94) elimina esta condição potencialmente patológica e tem a vantagem adicional de simplificar os procedimentos de restauração finais e pode levar a um aumento do comprimento da arcada de 1-1,5 mm.

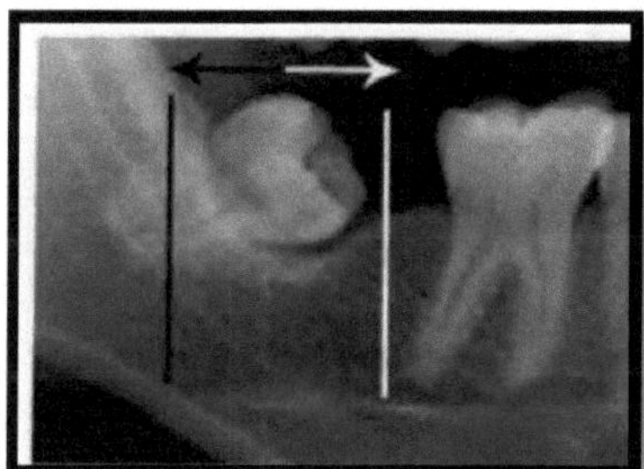
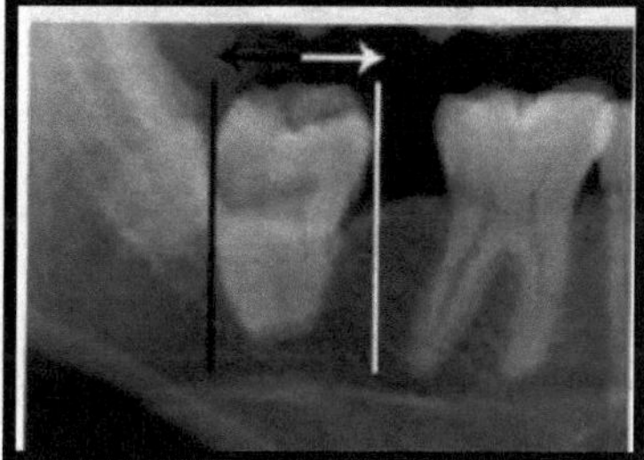

Fig. 94: Retificação de molar

Objectivos

- Restabelecer a posição correta - molares direitos e pré-molares desviados
- Rotações corretas
- Reabrir o espaço perdido para restauração protética ou fechar o espaço ortodonticamente

Indicações

- Doentes jovens
- Ausência de problemas periodontais (inflamação, perda óssea)
- Inclinação mínima dos molares
- Presença adequada de osso dentoalveolar mesialmente às raízes

Indicação de recuperação de espaço (uprighthing)

Pacientes adultos

- O rebordo dentoalveolar no espaço edêntulo é muito estreito e não permite o movimento da raiz
- Perda óssea e bolsas periodontais na raiz mesial do molar a ser verticalizado (distal
- o movimento da coroa gera normalmente a extrusão do molar com redução da
- profundidade do bolso.
- Uma ligeira extrusão deve ser aceitável e minimizada por uma mecânica adequada
- A redução vertical da coroa tem de ser planeada no planeamento do tratamento
- São necessários aparelhos fixos para controlar o movimento dos dentes
- A ancoragem é necessária para proporcionar um controlo adequado e reduzir os efeitos secundários
- Perda precoce de dentes em pacientes adultos com perda de osso dentolaveolar
- Reabsorção extensa do rebordo alveolar com contornos ósseos em forma de faca
- Molares muito inclinados
- Envolvimento periodontal da(s) raiz(es) mesial(ais) do molar a ser verticalizado (Fig. 95)

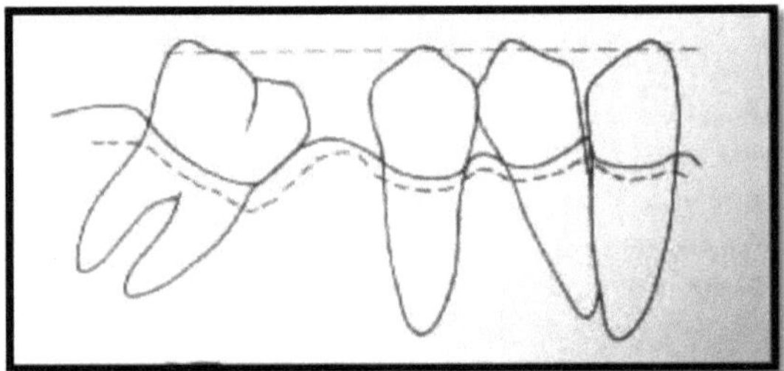

Fig. 95: Envolvimento periodontal da raiz mesial

Tempo de extração

Se o primeiro molar for perdido enquanto o segundo molar ainda não foi irrompido, o segundo molar pode irromper para a frente na arcada e, eventualmente, assumir uma posição próxima ou em contacto com o segundo pré-molar. A angulação deste segundo molar pode ou não ser desejável e o molar superior oposto pode ter supra-erupcionado na área ocupada pelo molar perdido

Quando se planeia a verticalização de molares, é necessário responder a uma série de questões inter-relacionadas - Se o terceiro molar estiver presente, devem ser verticalizados tanto o segundo como o terceiro molar? Para muitos pacientes, o posicionamento distal do terceiro molar deslocá-lo-ia para uma posição em que não seria possível manter uma boa higiene, ou não estaria em oclusão funcional. Nestas circunstâncias, é mais apropriado extrair o terceiro molar e simplesmente verticalizar o dente do segundo molar remanescente. Se ambos os molares tiverem que ser verticalizados, é necessária uma mudança significativa na técnica, como descrito abaixo. Como os dentes inclinados devem ser verticalizados? Através do movimento distal da coroa (inclinação) (fig. 96), o que aumentaria o espaço disponível para um pôntico de ponte ou implante

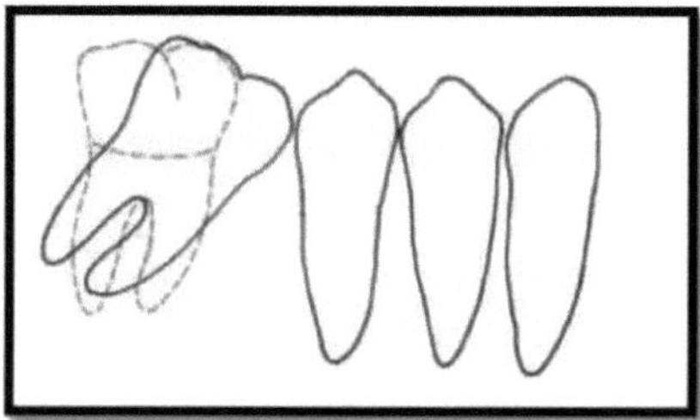

Fig. 96: Inclinação da coroa distal

Se o primeiro molar for perdido depois de o segundo molar ter erupcionado completamente, o segundo molar irá normalmente inclinar-se para a frente para o local de extração do primeiro molar. Mais tarde, o terceiro molar irrompe e entra em contacto com o segundo molar inclinado. Quando um adulto com boa oclusão perde um primeiro molar, o segundo molar pode permanecer numa posição razoavelmente boa devido à boa interdigitação dos dentes opostos. Na maioria dos adultos que perdem os primeiros molares, os segundos molares inclinam-se para a frente em graus variáveis, dependendo do tempo decorrido desde a perda do primeiro molar.

Condição periodontal

O doente tem dificuldade em limpar a superfície mesial parcialmente submersa do molar inclinado e a placa bacteriana forma-se. Eventualmente, a doença periodontal inclui a perda de osso alveolar. A verticalização do molar ajuda a parar o processo de doença periodontal na sua superfície mesial.

Dimensão vertical

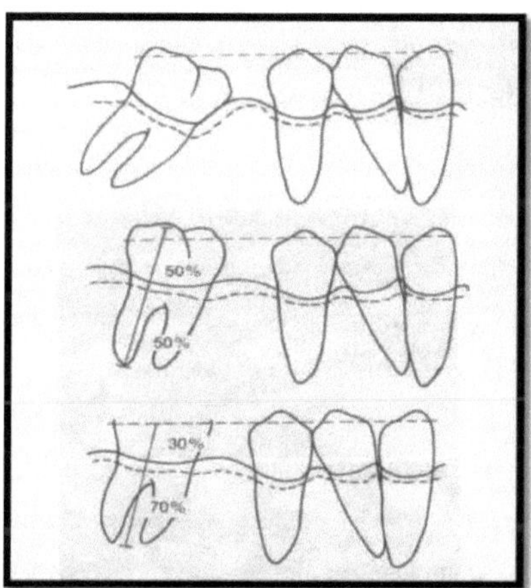

A posição dos dentes na arcada oposta que ocluem com o molar inclinado deve ser cuidadosamente observada.

Os dentes da arcada oposta ultrapassaram a área do dente inclinado e, por vezes, já não existem dentes para ocluir com o molar inclinado. O reposicionamento do molar inclinado na direção distal faz com que ele se expanda oclusalmente e abra a mordida. Um dente oposto, já sobredentado, exagera a mordida aberta e pode ser intruído por um aparelho ortodôntico, podendo a sua coroa ser encurtada por equilíbrio oclusal para controlar a abertura da mordida. A ausência de dentes opostos permite que o molar inclinado extrude demasiado para oclusal quando reposicionado. A escolha do aparelho e o equilíbrio oclusal podem ajudar a controlar a posição vertical do molar reposicionado. O movimento distal e a verticalização de um molar geralmente criam uma mordida aberta e o consentimento informado deve ser obtido para este procedimento.

Número de dentes em falta

O número de dentes em falta mesial ao molar inclinado deve ser considerado, uma vez que os aparelhos fixos não podem controlar eficazmente o movimento de um segundo ou terceiro molar inclinado que está isolado na extremidade distal de um rebordo edêntulo com apenas um primeiro pré-molar ou canino disponível à frente do molar. Quando o paciente tem vários dentes em falta, pode ser utilizado um aparelho removível para verticalizar um molar. Os aparelhos removíveis obtêm a sua ancoragem a partir dos dentes e do rebordo alveolar.

Posição do terceiro molar

Quando um segundo molar inferior inclinado a ser reposicionado distalmente para um aparelho protético está em contacto próximo com um terceiro molar inferior, o terceiro molar inferior é frequentemente extraído no início do tratamento para dar espaço ao reposicionamento do segundo molar. Esta abordagem ao tratamento é adequada quando o terceiro molar superior oposto está ausente ou impactado.

Rebordo alveolar reabsorvido

Quando se perde um dente permanente, o local de extração do rebordo alveolar é reabsorvido. O rebordo reabsorvido é curto e estreito. Os molares não podem ser facilmente movidos através de um rebordo em ampulheta e, se forem forçados a fazê-lo, as raízes dos molares podem reabsorver parcialmente.

Um espaço para o primeiro molar é mais facilmente fechado mecanicamente, retraindo os pré-molares para a crista em ampulheta mais estreita. Este movimento não é desejável para a maioria dos pacientes. A reabsorção de uma placa alveolar de osso é removida com o dente extraído. Mover os dentes para as cristas reabsorvidas pode resultar numa ligação periodontal comprometida. Quando um segundo molar inferior é inclinado mesialmente para dentro do local de extração de um primeiro molar e o rebordo alveolar é reabsorvido em forma de ampulheta, o tratamento ortodôntico mais comum envolve a inclinação do segundo molar distalmente para uma posição vertical para preparar uma substituição protética. Se um terceiro molar impactado tiver de ser extraído quando se encontra atrás e sobre a superfície distal do segundo molar impactado, para criar espaço no alvéolo para a verticalização do segundo molar.

Quando os segundos molares impactados estão normalmente apenas parcialmente erupcionados, a colagem de um tubo retangular nas superfícies vestibulares expostas é mais fácil do que a colocação nas superfícies expostas. Um tubo ou bracket pode ser colado numa pequena parte da superfície oclusal.

Estes molares inclinados devem ser movidos distalmente e oclusalmente para que o molar oclua numa angulação axial normal com os dentes superiores. Em pacientes adolescentes, os molares superiores opostos estão normalmente presentes, mas não sobreerupcionados. Em pacientes adultos, é provável que os molares superiores opostos estejam sobreerupcionados. A principal dificuldade encontrada é o facto de o molar verticalizado se mover demasiado para cima e abrir a mordida. As superfícies oclusais das coroas dos molares superiores e inferiores no local da verticalização podem ter de ser reduzidas mecanicamente para restabelecer uma sobremordida saudável.

Barney et al (1984) selecionaram catorze pacientes adultos para determinar as alterações dentárias e periodontais que ocorrem quando as áreas dos primeiros molares inferiores são fechadas. Utilizando modelos de estudo pré e pós-tratamento, foi calculado o comprimento mesiodistal do espaço edêntulo e a largura vestibulolingual do rebordo alveolar. A quantidade de movimento da coroa e da raiz do segundo molar e do pré-molar foi medida. As alterações anatómicas do segundo molar e do periodonto adjacente foram medidas através de radiografias.

Todos os casos mostraram um encerramento significativo do espaço (x = 6,2 mm), variando de 2,7 a 11,5 mm. Houve perda óssea na crista (x = 1,3 mm) mesial ao segundo molar em todos os casos, exceto em cinco. Nestes últimos casos, houve adição óssea. À medida que o molar se deslocava mesialmente, o rebordo alveolar aumentava de largura numa média de 1,2 mm.

O paciente adulto que apresentou a maior quantidade de fechamento de espaço e a menor quantidade de perda óssea molar tinha

- Espaço mesiodistal de 6,0 mm,
- largura da crista bucolingual de 7,0 mm,
- e o nível ósseo do molar mesial 1,0 mm apicalmente à junção cemento-esmalte.

Os resultados deste estudo indicam que o fechamento de espaços deve ser considerado como uma solução potencial para a ausência dos primeiros molares permanentes inferiores.

Ou através do movimento mesial da raiz (fig. 97) que reduziria ou mesmo fecharia o espaço edêntulo e poderia eliminar a necessidade de prótese.

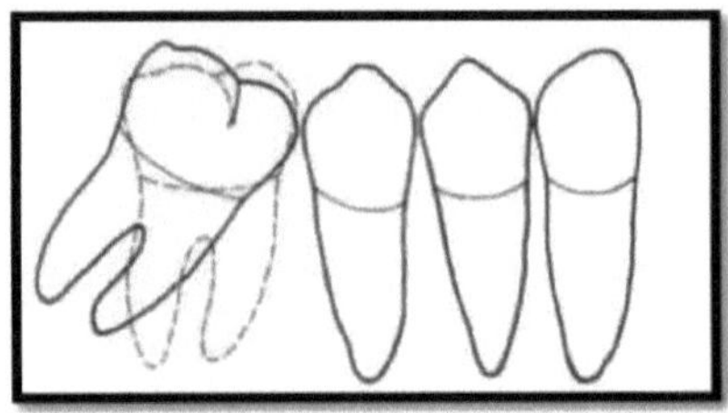

Fig. 97: Movimento da raiz mesial

Mas este movimento dentário pode ser muito difícil, especialmente quando o osso alveolar reabsorveu na área onde um primeiro molar foi extraído muitos anos antes. Regra geral, é preferível o tratamento por inclinação distal do segundo molar e uma ponte ou implante para substituir o primeiro molar. Se já tiver ocorrido uma reabsorção extensa do rebordo, particularmente na dimensão vestibulolingual, o fecho do espaço através do movimento mesial de uma raiz molar larga para dentro do rebordo alveolar estreito será muito lento e pode resultar numa deiscência de osso das superfícies radiculares. Se a verticalização com encerramento do espaço for efectuada com sucesso, a ancoragem esquelética sob a forma de um implante temporário no ramo

A extrusão de um molar inclinado é permitida? A verticalização de um dente inclinado mesialmente, inclinando-o para distal, o que deixa o ápice da raiz na posição anterior ao tratamento, também o extrui. Além disso, se a altura da coroa clínica for sistematicamente reduzida à medida que a verticalização prossegue, a relação final entre o comprimento da coroa e da raiz será melhorada (fig. 98)

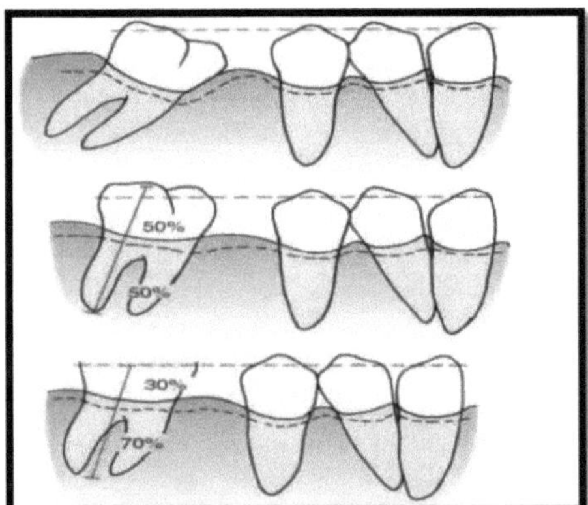

Fig. 98: Melhoria do rácio do comprimento da raiz da coroa

Os pré-molares devem ser reposicionados como parte do tratamento? Isto dependerá da posição destes dentes e do plano de restauração, mas em muitos casos a resposta é "sim". É particularmente desejável fechar os espaços entre os pré-molares quando se verticalizam os molares, porque isto irá melhorar tanto o prognóstico periodontal como a estabilidade a longo prazo

Na verticalização de molares, o tempo de tratamento varia consoante o tipo e a extensão do movimento dentário necessário. A verticalização de um dente por inclinação distal da coroa é mais rápida do que o movimento mesial da raiz. A não eliminação das interferências oclusais prolongará o tratamento. Os casos mais simples devem ser concluídos em 8 a 10 semanas, mas a verticalização de dois molares com movimento radicular mesial pode facilmente levar de 20 a 24 semanas, e a complexidade de fazer isso coloca-o no limite externo do tratamento adjuvante

A impacção de dentes permanentes é uma ocorrência clínica comum que pode envolver qualquer dente da arcada dentária. Os dentes mais frequentemente impactados, por ordem de frequência, são os terceiros molares superiores e inferiores, os caninos superiores e os segundos molares inferiores. A impactação de segundos molares muitas vezes representa um problema desafiador tanto para o ortodontista quanto para o cirurgião bucal.

A impactação unilateral do segundo molar inferior é mais comum do que a impactação bilateral e ocorre mais frequentemente na mandíbula, sendo mais frequente no sexo masculino do que no feminino e mais frequentemente no lado direito do que no lado esquerdo. Os segundos molares impactados são mais frequentemente inclinados mesialmente .[97]

Os segundos molares inferiores irrompem como resultado de alterações de remodelação na borda anterior do ramo, após autoajustes de suas inclinações axiais mesiais pré-determinadas. No entanto, a falta de espaço na arcada devido ao crescimento inadequado da mandíbula, uma inclinação axial indesejável ou a mecânica de tratamento ortodôntico visando a distalização dos primeiros molares podem impedir a autocorreção natural da inclinação mesial e resultar em impactação.

Se o dente impactado mesialmente for o terceiro molar com o primeiro e segundo molares presentes, a extração pode ser o tratamento de escolha. Se, no entanto, faltar um molar, o tratamento do molar impactado é obrigatório para garantir ao paciente a integridade da arcada de dois molares.

O reposicionamento cirúrgico de molares impactados mesialmente é um procedimento comum, mas com a desvantagem de arriscar a vitalidade do dente e/ou a anquilose e reabsorção radicular. A mecânica ortodôntica eruptiva guiada é o tratamento de eleição.

A inclinação mesial do segundo molar inferior impactado é muito mais comum do que a inclinação distal. A maioria dos casos relatados na literatura mostra o segundo molar inferior não irrompido inclinado mesialmente em uma posição oblíqua ou horizontal, devido à angulação mesial inicial do broto dentário em desenvolvimento .[98,99]

Aparelhos para verticalização de molares

1. Mola de separação
2. Molas anti-impacto
3. Mola helicoidal de pressão do primeiro molar para o segundo molar
4. Mola helicoidal de pressão com pinos na superfície oclusal do segundo molar

5. Arco da bota

6. Arco completo mandibular com ansa em T

7. Braço de alavanca do segundo molar para os bicúspides

8. Fixação colada ao segundo molar

9. Bobina de empurrar em níquel-titânio dos bicúspides ("jato distal")

10. Mola de elevação segmentar (Burstone)

11. Fio de níquel titânio .016 x .022" inserido a partir da distal e ancorado na região bicúspide (aparelho MUST)

12. Mola de elevação em níquel-titânio

13. Mola cantilever

14. Utilização de um aparelho fixo de "assistência em caso de erupção

15. Utilização de uma arcada lingual soldada de 0,036" com apoios oclusais em bicúspides e uma extensão distal de 0,036" que termina num ilhó.

16. arco lingual modificado e molas helicoidais de níquel-titânio

17. Barra transpalatal amovível modificada com corrente E

18. Mola cantilever de ponta para trás feita de fio TMA de 0,017 * 25 polegadas - A primeira foi a descoberta do aspeto vestibular do dente impactado e a colagem de um tubo à superfície exposta. Um cantilever de liga de titânio molibdénio (TMA) de 0,017 x 0,025 polegadas foi inserido em cada tubo vestibular do segundo molar e enganchado distalmente aos caninos (Fig. 103). Inicialmente, foi utilizado um aparelho fixo parcial (slot de 0,018 polegadas). A força de ativação, medida por um dinamómetro, foi de 50 g. O cantilever tinha 30 mm de comprimento e proporcionava um momento de 1500 g/mm. A ancoragem foi fixada pelo segmento anterior com um fio rígido (aço inoxidável de 0,017 x 0,025 polegadas) e um fio de aço de ligadura em forma de oito foi inserido entre os caninos e pelo retentor lingual.

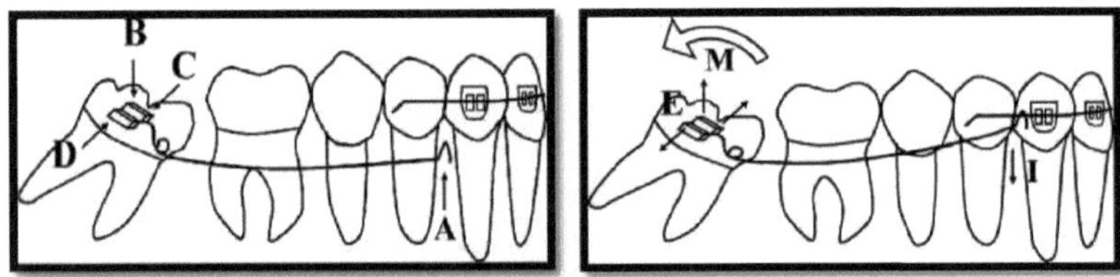

Fig. 99: Mola cantilever de ponta para trás

19. Mola de chicote em fio de aço inoxidável 018 x 025.

20. Molas Tipback cruzadas em fio TMA 017 x 025.

21. Técnica do fio seccionado vestibular piggyback

22. Técnica de fixação melhorada para elevação de dentes impactados.

23. Utilização de microimplante de titânio como ancoragem na região retromolar.

24. exposição cirúrgica seguida da utilização de fio NITI para a verticalização

- aparelho de mola de pressão
- Mola helicoidal de NiTi
- Implante de mini-implante - ® mini-implante de parafuso na região retromandibular como ancoragem de suporte à verticalização do molar impactado (fig. 102). Durante a cirurgia, um fio de ligadura de 009" foi estendido da cabeça do mini-implante acima da mucosa oral, permitindo uma futura carga com força biomecanicamente controlada. O acessório em forma de gancho feito de fio de aço inoxidável 0,016 x 0,022 foi colado à coroa do dente impactado, com um compósito fotopolimerizável.

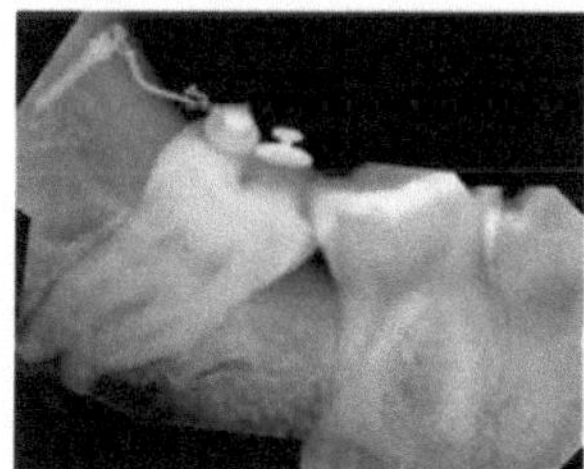

Fig. 100: Implante de mini-implante na região retromandibular para verticalização de molar

Após uma semana, foi aplicada tração ortodôntica: fio elástico gerando uma força de cerca de 50 g. Eventualmente, a verticalização do segundo molar inferior foi eficazmente concluída em meses.

- A Erupção forçada por elásticos Tração por aparelhos removíveis

- **Mola em T -** os arcos segmentares com arcos em T verticalizam os molares de forma eficiente, mantendo o controlo em três planos do espaço. Os arcos segmentares de verticalização com arcos em T são fáceis de fabricar e utilizar. As molas de verticalização com anéis em T podem ser engatadas imediatamente e utilizadas de forma eficiente em casos em que os aparelhos de verticalização com molas helicoidais ou com anéis em caixa são contra-indicados.

- **Mola de verticalização australiana -** A mola de verticalização australiana[100] Mola de verticalização composta por um Archwire australiano de 0,014 polegadas para verticalizar o segundo molar mandibular parcialmente impactado juntamente com a terapia ortodôntica fixa. A mola produz efeitos sobre o dente em três planos -

a. A direção mesiodistal resulta na inclinação da coroa distal,

b. A direção vertical resulta em extrusão molar

c. O plano transversal resulta na inclinação vestibular do molar impactado e na inclinação lingual do molar

de suporte. (Fig. 101)

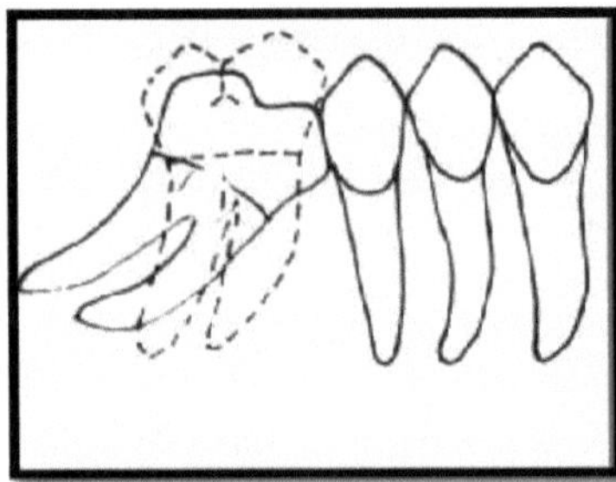

Fig. 101: Efeitos da mola de verticalização

As forças indesejáveis que actuam no molar de ancoragem são intrusivas e de natureza lingual, são resistidas por um fio rígido que as dissipa em todo o segmento posterior dos dentes. A mola de verticalização é constituída por um fio australian premium plus SS de 0,014". As forças geradas são muito leves e relativamente constantes.

colar um botão lingual à superfície exposta do segundo molar parcialmente impactado. A verticalização foi efectuada com fio de aço australiano de 0,014".

Pegou-se num fio de aço inoxidável australiano com 40 mm de comprimento e dobrou-se o batente do molar imediatamente distal ao tubo auxiliar do 1° molar. A distância da superfície distal do tubo auxiliar ao botão colado foi medida e marcada num fio.

Foi construída uma bobina de 3 mm de diâmetro com 21/2 de círculo para aumentar o comprimento (fig. 102), a flexibilidade e o raio de ação do fio. Mais uma marca da mesma medida foi feita no fio distal à bobina. Agora, o gancho foi dobrado na direção oposta à da bobina, à mesma distância.

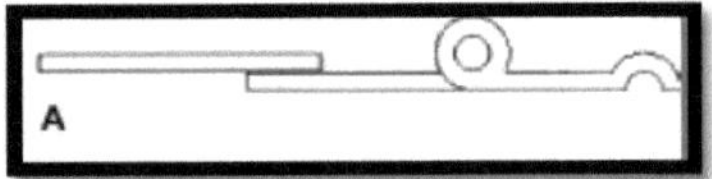

Fig. 102: Hélices para aumentar o comprimento

Introduzir uma mola na extremidade distal do tubo auxiliar do molar até que o molar deixe de entrar em contacto com o tubo. Apertar a extremidade mesial da mola, dobrando o fio na mesial do tubo auxiliar. Isto evitará o efeito de rolamento e o deslocamento da mola. A ativação foi feita encaixando o gancho no botão ligado ao segundo molar impactado (Fig. 103).

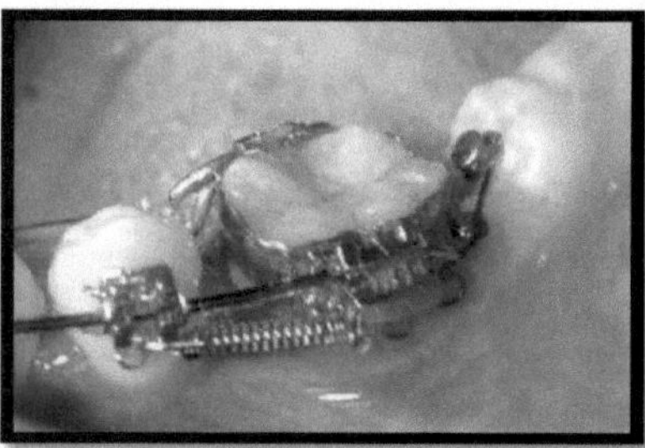
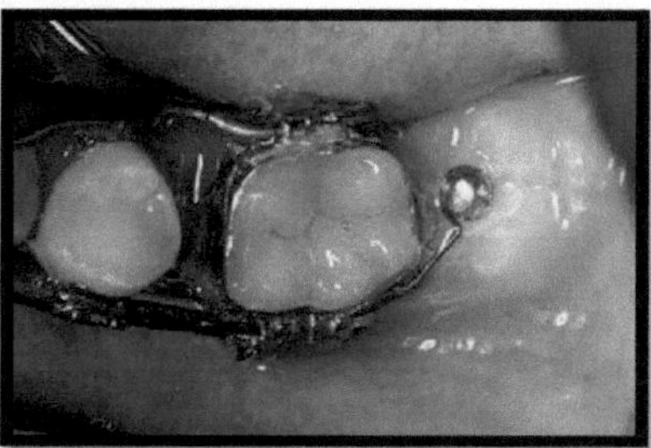
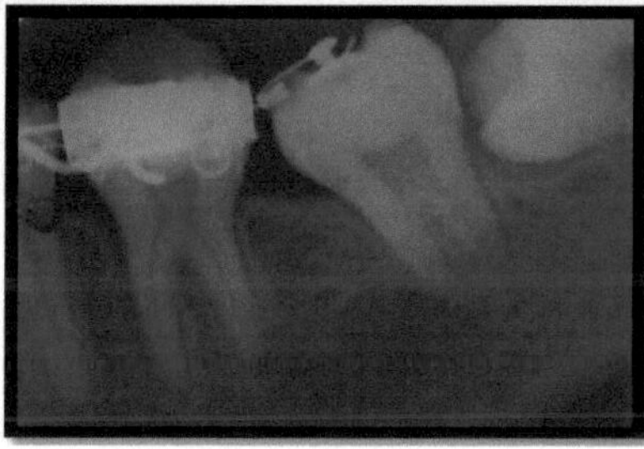

Fig. 103: Mola activada através da fixação do gancho no botão lingual dos molares impactados

A reativação da mola de verticalização foi feita desengatando e abrindo a bobina e depois voltando a engatar o gancho

Vantagens:

A vantagem significativa da técnica de verticalização ortodôntica é a inclinação distal e a verticalização do dente impactado sem a necessidade de assistência cirúrgica, remoção de osso ou imobilização.

O método aqui proposto é uma forma muito simples e eficaz de verticalizar segundos molares parcialmente impactados. Utilizando este método, os molares impactados serão verticalizados em 2-3 meses

- Simples de construir
- Não requer a cooperação do paciente
- Ativa-se facilmente.
- Não é necessário qualquer trabalho laboratorial ou impressão
- Curta duração do tratamento
- A utilização de uma força ligeira e constante minimizará os efeitos secundários nos molares de ancoragem.
- Sem necessidade de exposição cirúrgica
- Como a verticalização do segundo molar foi alcançada, o arco principal rígido é substituído por um arco flexível incluindo o segundo molar para facilitar o movimento mesial da raiz.
- O segundo molar nunca irrompe acima do plano oclusal

- Oferecem um melhor prognóstico a longo prazo
- Nenhum risco pulpar ou periodontal adverso para o dente ou estruturas de suporte.

Os aparelhos fixos são idealmente utilizados para o efeito. Os recuperadores de espaço ou os vários aparelhos de parafuso são também frequentemente utilizados. O protetor labial e as suas modificações também podem obter bons resultados.

Um aparelho fixo parcial para molares de ponta vertical consiste em brackets colados nos pré-molares e caninos desse quadrante e um tubo retangular colado no molar ou uma banda molar. Uma orientação geral é que as bandas molares são melhores quando a condição periodontal o permite, o que significa que, para todos os efeitos práticos, seriam utilizadas em pacientes mais jovens e saudáveis. Quanto maior for o grau de degradação periodontal à volta do molar a ser verticalizado, mais deve ser considerada a utilização de um acessório ligado.

O local onde os braquetes dos pré-molares e caninos devem ser colocados depende do movimento dentário pretendido e da oclusão. Se esses dentes forem reposicionados, os braquetes devem ser colocados na posição ideal, no centro da superfície facial de cada dente. No entanto, se os dentes estão apenas servindo como unidades de ancoragem e nenhum reposicionamento é planejado, então os braquetes devem ser colocados na posição de máxima conveniência, onde o mínimo de flexão do fio será necessário para encaixar um arco passivo (fig. 104)

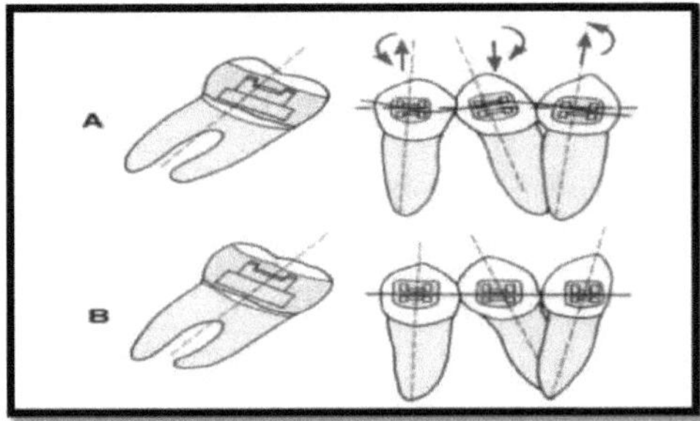

Fig. 104: Posição do suporte para obter o encaixe passivo do fio

- Colocação em pé de um único molar

Inclinação da coroa distal - Se o molar estiver apenas moderadamente inclinado, o tratamento pode frequentemente ser realizado com um fio retangular flexível (Fig. 105). A melhor escolha é 0,017 x 0,025 A-NiTi que fornece aproximadamente 100gm de força. Com este material moderno, um único fio pode completar a verticalização necessária. Um fio de aço retangular entrançado também pode ser utilizado, mas é mais provável que necessite de ser removido e remodelado. É importante aliviar a oclusão à medida que o dente se inclina para cima. Se não o fizer, pode causar uma mobilidade dentária excessiva e aumentar o tempo de tratamento.

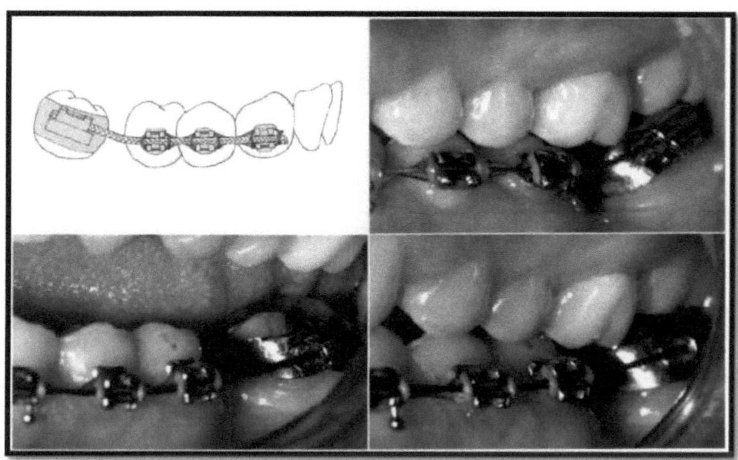

Fig. 105: Endireitamento de um único molar

Se o molar estiver severamente inclinado, um fio contínuo que verticalize o molar também inclinará o segundo pré-molar distalmente, o que é indesejável. Por conseguinte, é preferível efetuar a maior parte do alteamento utilizando uma mola de alteamento seccionada

Após o alinhamento preliminar dos dentes de ancoragem, se necessário, um fio retangular rígido (aço 0,019 x 0,025) mantém a relação dos dentes no segmento de ancoragem e uma mola auxiliar é colocada no tubo auxiliar molar. A mola de verticalização é formada por um fio beta-Ti 0,017 x 0,025 sem uma ansa helicoidal ou por um fio de aço 0,017 x 0,025 com uma ansa adicionada para proporcionar mais elasticidade. O braço mesial da mola helicoidal deve ser ajustado para ficar passivamente no vestíbulo e, quando ativado, deve enganchar sobre o arco no segmento estabilizador. (fig. 106)

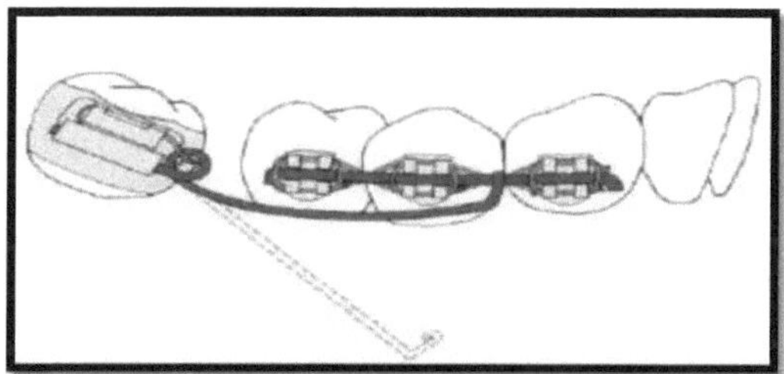

Fig. 106: Ativação da mola de endireitamento

É importante posicionar o gancho de modo a que este fique livre para deslizar distalmente à medida que o molar se eleva. Além disso, é necessária uma ligeira curvatura lingual colocada na mola de verticalização para contrariar as forças que tendem a inclinar os dentes de ancoragem para vestibular e o molar para lingual. (fig. 107)

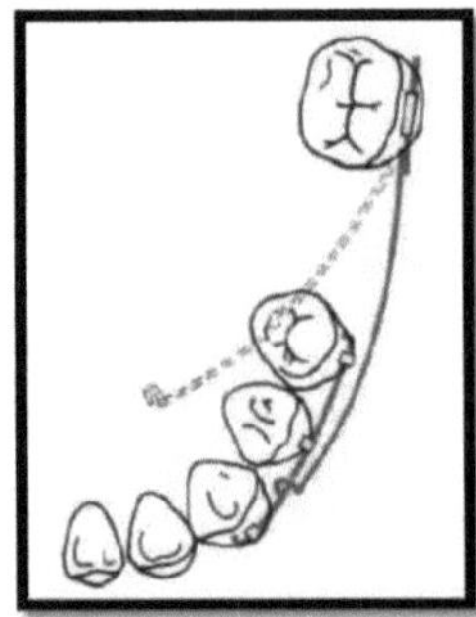

Fig. 107: Curvatura lingual na mola de verticalização

Movimento da raiz mesial

Se o movimento mesial da raiz for desejado, uma abordagem alternativa de tratamento é indicada. Após o alinhamento inicial dos dentes de ancoragem com um fio flexível leve, um único fio seccional "T-loop" de aço inoxidável 0,017 x 0,025 ou fio beta-Ti 0,019 x 0,025 é adaptado para encaixar passivamente nos braquetes dos dentes de ancoragem e dobrado no T para exercer uma força de verticalização no molar. A inserção no molar pode ser feita pela mesial ou pela distal. (fig. 108)

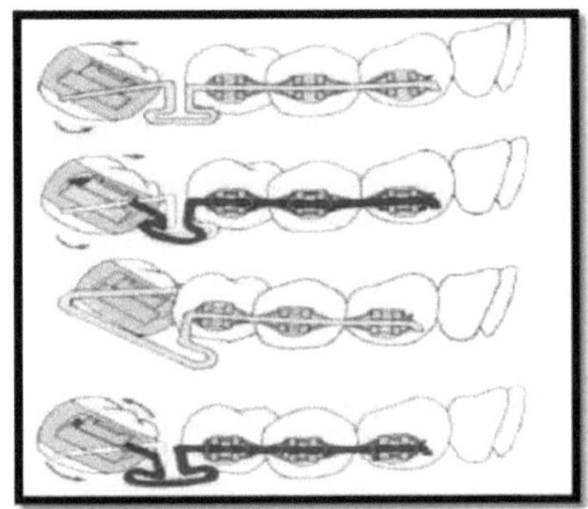

Fig. 108: Laço T

Se o plano de tratamento exige manter ou fechar em vez de aumentar o espaço do pôntico, a extremidade distal do fio deve ser puxada distalmente através do tubo molar, abrindo o T-loop em I a 2 mm, e depois dobrado bruscamente na gengiva para manter esta abertura. Esta ativação proporciona uma força mesial no molar que contraria a inclinação distal da coroa enquanto os montantes dentários que abrem o espaço são desejados, a extremidade do fio não é dobrada para que o dente possa deslizar distalmente ao longo dele. O aparelho em T também é indicado se o molar a ser verticalizado estiver muito inclinado, mas não tiver nenhum antagonista oclusal. Nessa circunstância, o T-loop minimiza a extrusão que acompanha a verticalização, que pode ser excessiva com os outros métodos quando não há antagonista. Posicionamento final do molar e pré-molares. Uma vez que a verticalização dos molares tenha sido quase concluída, muitas vezes é desejável aumentar o espaço pôntico disponível e fechar os contactos abertos no segmento anterior. Isto é feito melhor usando um fio de base relativamente rígido, com uma mola helicoidal comprimida enfiada sobre o fio para produzir o sistema de força necessário. Com braquetes de 22 ranhuras, o fio base deve ser um fio de aço redondo de 18 mil ou retangular de 0,017 x 0,025, que deve encaixar os dentes de ancoragem e o molar verticalizado mais ou menos passivamente. O fio deve estender-se através do tubo molar, projectando-se cerca de 1m m para além da distal. Uma mola de aço em espiral aberta (.009wire, .030 lumen) é cortada de modo a ficar 1-2 mm mais comprida do que o espaço deslizado sobre o fio de base e comprimida entre o molar e o pré-molar distal (fig. 109)

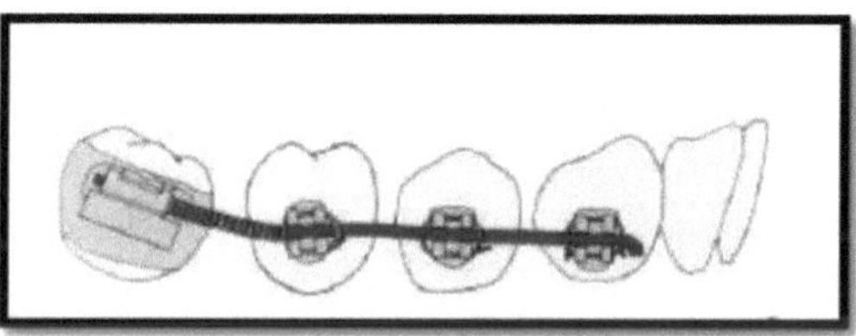

Fig. 109: Mola de aço em espiral aberta comprimida entre o molar e o pré-molar distal

Deve exercer uma força de aproximadamente 150gm para mover os pré-molares mesialmente enquanto continua a inclinar o molar distalmente. A mola helicoidal pode ser reactivada sem a remover, comprimindo a mola e adicionando um espaçador dividido para manter a compressão (fig. 110)

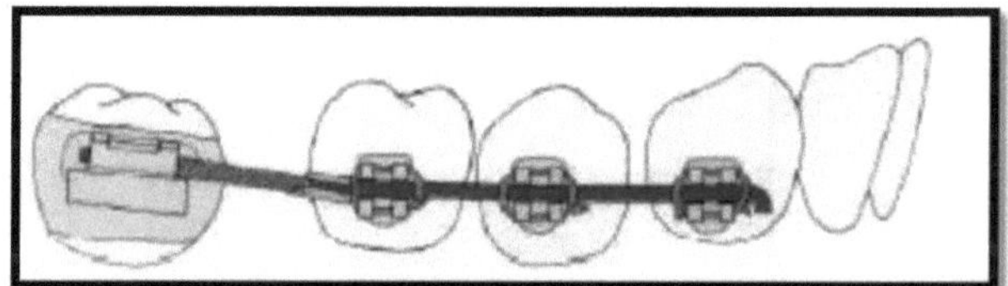

Fig. 110: Adição de espaçador dividido

Endireitamento de molares no mesmo quadrante

Porque a resistência oferecida quando se verticalizam dois molares é considerável, apenas pequenas quantidades de fecho de espaço devem ser tentadas. O objetivo deve ser uma combinação de movimento lingual modesto da coroa e inclinação distal da coroa, o que normalmente deixaria espaço para um implante ou pôntico de tamanho pré-molar. Na arcada inferior, é necessário um fio estabilizador lingual colado de canino a canino (que é semelhante a um retentor colado) para controlar a posição dos dentes anteriores (fig. 111)

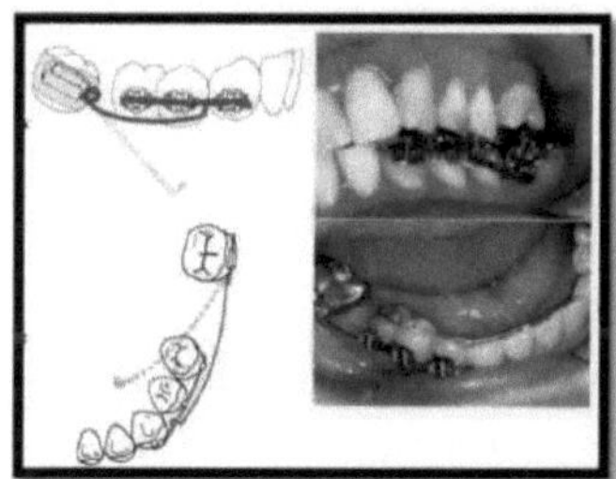

Fig. 111: Levantamento de molares no mesmo quadrante

Tentar verticalizar o segundo e o terceiro molares bilateralmente ao mesmo tempo não é uma boa ideia - é inevitável um movimento significativo dos dentes de ancoragem. Quando o segundo e o terceiro molares devem ser verticalizados, o terceiro molar deve levar um único tubo retangular e o segundo molar um bracket. Como o segundo molar é geralmente mais inclinado do que o terceiro molar, é necessário aumentar a flexibilidade do fio mesial e distal ao segundo molar. A melhor abordagem é utilizar inicialmente um fio moderno altamente flexível. A mobilidade excessiva dos dentes pode resultar de uma falha na redução das interferências oclusais.

Retenção

Após a verticalização dos molares, os dentes ficam numa posição instável até que seja colocada a prótese que proporciona a retenção a longo prazo. Devem ser evitados, se possível, longos atrasos na confeção da prótese definitiva. Como orientação geral, uma ponte fixa pode e deve ser colocada no prazo de 6 semanas após a conclusão da verticalização. Especialmente se estiver planeado um implante, pode haver um atraso considerável enquanto um enxerto ósseo cicatriza e o implante se integra. Se for necessária uma retenção durante mais do que algumas semanas, a abordagem preferida é uma tala de arame intracoronal (19 x 25 ou arame de aço mais pesado), colada em preparações pouco profundas nos dentes do pilar (fig. 112)

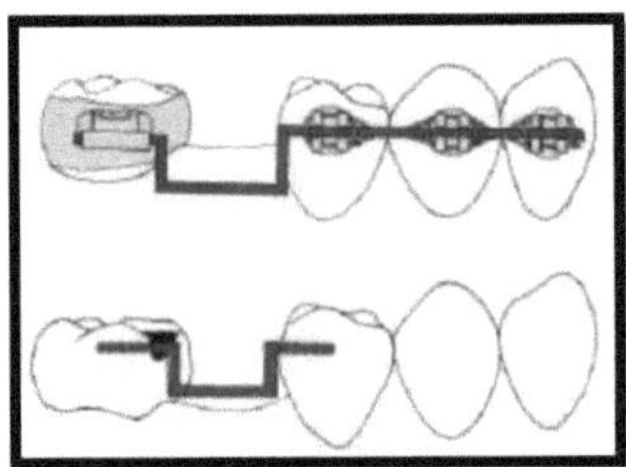

Fig. 112: Tala de arame intracoronal para retenção

Este tipo de tala causa pouca irritação gengival e pode ser deixada no local durante um período considerável, mas teria de ser removida e ligada de novo para permitir o enxerto ósseo e a cirurgia de implante.

<u>erotação dos dentes posteriores</u>

Os dentes posteriores rodados ocupam mais espaço. A derotação destes dentes pode ajudar a recuperar este espaço (fig. 113)

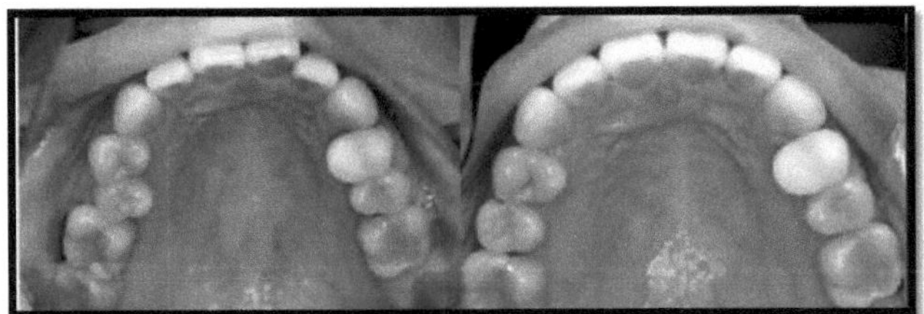

Fig. 113: Derotação de dentes posteriores

O espaço recuperado varia consoante o dente em causa e a extensão da rotação. Para um grau de rotação semelhante, os molares ocupam mais espaço em comparação com os pré-molares, enquanto que os dentes anteriores rodados ocupam menos espaço. A melhor maneira de conseguir a desrotação é usar um par (forças iguais em magnitude, mas opostas em direção) nas superfícies lingual e vestibular do dente (fig. 114).

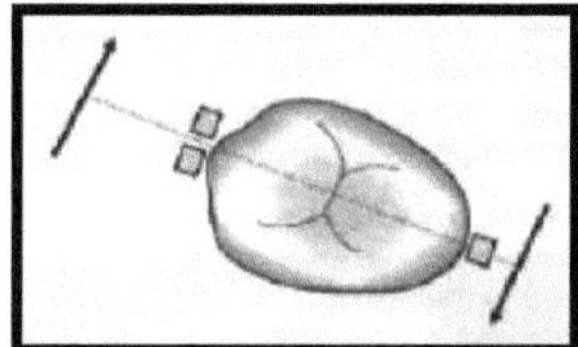

Fig. 114: Par de duas forças utilizadas para obter a desrotação

As molas de desarticulação geralmente não são eficazes para desarticular dentes posteriores. Qualquer sistema de aparelho fixo com dois pontos de contacto tem um controlo de rotação mais eficiente. (Fig. 115)

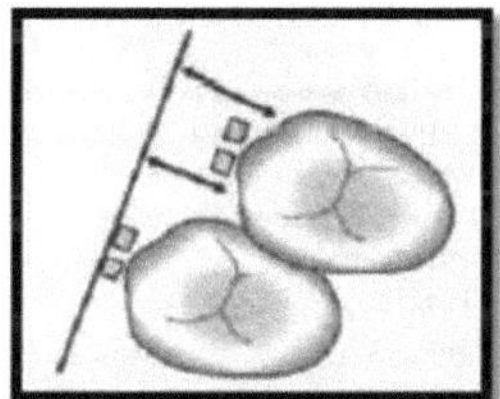

Fig. 115: O contacto de dois pontos em aparelhos fixos permite um melhor controlo da rotação

Arco transpalatino[101] usado rotineiramente tanto na dentição permanente como na mista para desratizar molares rotacionados unilaterais ou bilaterais. A barra transpalatina original e ainda mais utilizada, concebida por Goshgarian (barra transpalatina tipo Goshgarian [GTPB]) é dobrada a partir de um fio de aço inoxidável de 0,9 mm (0,036 polegadas) com ou sem uma ansa central. A ansa é orientada mesialmente ou distalmente. A forma tradicional pode ser dobrada diretamente pelo médico ou utilizada pré-fabricada em diferentes comprimentos.

Estas barras são mais frequentemente utilizadas com acessórios linguais pré-fabricados, soldados às bandas molares ou soldados diretamente às bandas[102]

As variações da barra transpalatal tradicional são as

- Aparelho quadri-hélice[103]
- Arcos linguais de precisão Burstone com fixação de tampa articulada[104]
- Aparelhos linguais Wilson 3D[105]
- Rotador de molares em NiTi[106]

Uma variação de design recentemente introduzida é a barra transpalatina do tipo Zachrisson (ZTPB)[107] ZTPBs, fabricados à mão com fio Elgiloy azul de 0,036 polegadas. A ZTPB tem três anéis. A argola central é maior e mais comprida do que a argola redonda única da barra GTPB. Duas alças menores direcionadas distalmente estão posicionadas simetricamente em cada lado da alça central (Figura 116a, b).

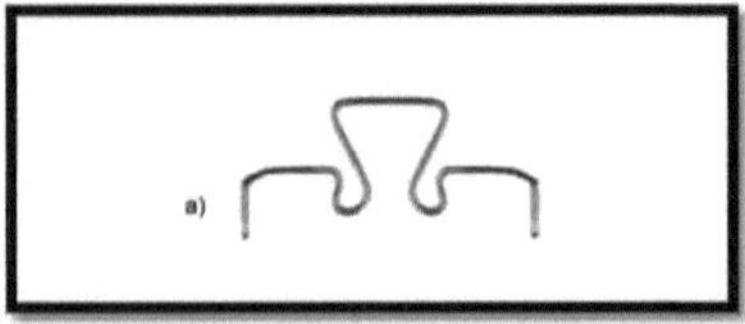

Fig. 116 (a.) Vista oclusal de uma barra transpalatina do tipo Zachrisson

A barra é feita à mão com fio Eligiloy azul de 0,9 mm (0,036 polegadas), tem extremidades de fio duplo mais compridas para garantir um melhor encaixe nas bainhas linguais e tem três anéis: um, um anel central maior e mais comprido direcionado mesialmente e dois pequenos anéis direcionados distalmente de cada lado do anel central.

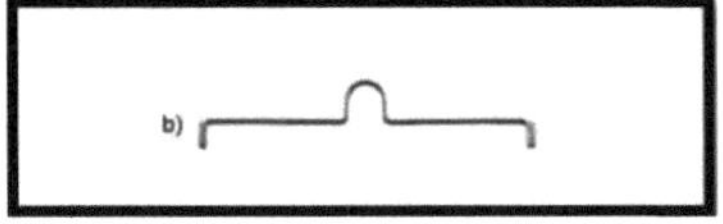

Fig 116 (b.) A barra pré-fabricada Goshgarian-typetranspalatal

A barra transpalatal pré-fabricada do tipo Goshgarian é fabricada em aço inoxidável de 0,036 polegadas. Tem uma alça central dirigida mesialmente. Para este estudo, a distância entre as extremidades foi de 53 mm para ambos os modelos de barra. As ZTPBs foram feitas com um fio Elgiloy azul de 0,036 polegadas por um pesquisador. O comprimento total da barra, com exceção das extremidades, foi de 89 mm. O tamanho do laço central era de 9 mm e a largura dos dois pontos mais afastados era de 12 mm. O tamanho dos dois laços mais pequenos era de 5 mm e a largura de 4 mm. As extremidades da barra são mais compridas do que as GTPBs padrão para um melhor encaixe nos acessórios linguais. O tamanho das ancas intermédias do GTPB era de 7 mm e a largura de 6 mm. O comprimento estendido da barra, com exceção das extremidades, era de 61 mm. As ZTPBs foram dobradas para serem passivas nos planos horizontal, vertical e sagital. Cada extremidade das barras passivas foi simetricamente activada em 10 mm no plano sagital, usando um gabarito milimétrico (Fig. 17).

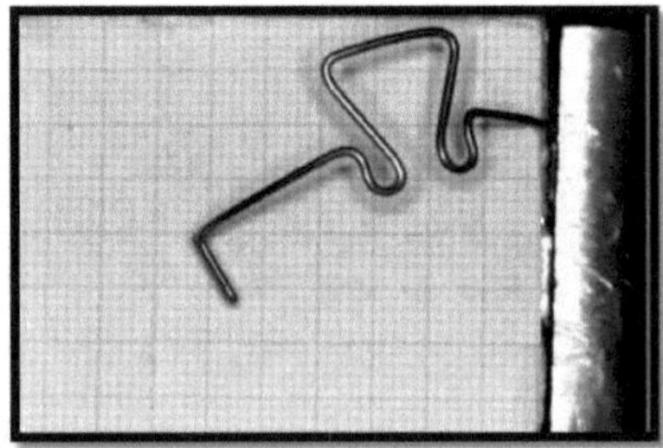

Fig. 117: Cada extremidade das barras foi activada simetricamente em 10 mm.

Os primeiros molares superiores são frequentemente rodados com a cúspide mesiovestibular deslocada na direção palatina. As consequências do mau posicionamento são que o dente ocupa um espaço excessivo na arcada dentária e que as cúspides vestibulares ocluem com tendência a uma relação molar de Classe II. A cúspide palatina, no entanto, muitas vezes oclui corretamente na fossa do molar oposto.

Vários autores descreveram parâmetros para avaliar a posição do molar. Henry (1956) mediu o ângulo entre a rafe mediana e uma linha através das cúspides vestibulares do molar. Friel (1959) também usou a rafe mediana como referência e mediu o ângulo entre a rafe e uma linha através das cúspides mesiovestibular e mesiopalatina do molar. Orton (1966) utilizou o ângulo entre uma linha tangente às superfícies vestibulares dos pré-molares e uma linha tangente à superfície vestibular do molar. Finalmente, Ricketts (1969) descreveu uma linha que passa pelas cúspides mesiopalatina e distobucal do molar. Se esta linha passar pela metade distal do canino no lado contralateral, o molar está posicionado corretamente. Uma regra para a avaliação clínica da posição dos primeiros molares superiores foi dada por Cetlin (citado em McNamara e Brudon, 1993). De acordo com esta regra, as superfícies vestibulares dos molares devem ser paralelas quando vistas de frente.

Um dos aparelhos mais eficientes para a desdentação de molares é o arco transpalatino, que é especialmente favorável quando a necessidade de desdentação é a mesma em ambos os lados da arcada dentária. Assim, é possível utilizar momentos de rotação iguais e opostos sem criar forças na direção mesiodistal. Tais forças são o resultado inevitável de momentos desiguais nos dois lados (Fig. I18a, b).

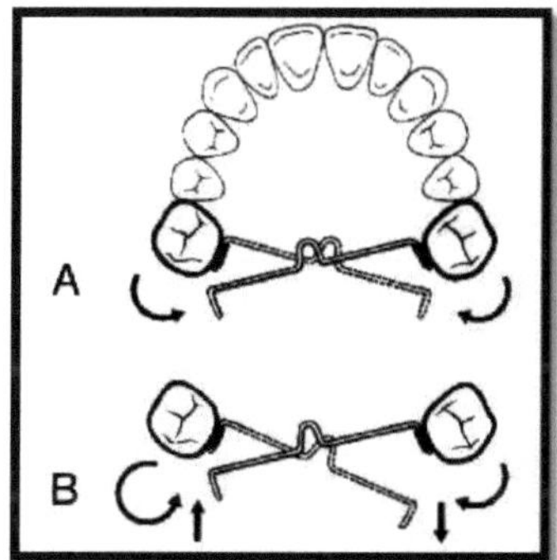

Fig. 118: (a). Momentos e forças exercidas por um arco transpalatino ativado para uma derrumação simétrica. (b). para a desarticulação molar assimétrica Note-se que as forças mesiodistais resultam em momentos desiguais nos dois lados.

As desratizações de molares são frequentemente efectuadas para ganhar espaço na arcada dentária. Nestes casos, as forças mesio-distais não são desejadas porque levariam a um movimento mesial do molar sujeito ao maior momento de desarticulação. As forças mesiodistais podem ser utilizadas com vantagem, no entanto, num caso em que o molar de um lado precisa de ser movido mesialmente e o do lado oposto distalmente. No entanto, este não é o caso comum para a desrotação de molares. Num estudo anterior, foram medidos em experiências laboratoriais os momentos e as forças exercidas pelas arcadas transpalatinas, activadas para a rotação simétrica do primeiro molar (Ingervall *et al.,* 1996). Verificou-se que, apesar das precauções possíveis nas condições padronizadas das experiências laboratoriais, o sistema ideal de forças simétricas não podia ser alcançado. Por isso, as forças mesiodistais foram registadas regularmente. Verificou-se também que, durante o curso da rotação molar, se desenvolviam forças de contração entre os molares contralaterais. A presente investigação é um complemento às experiências laboratoriais realizadas com o objetivo de estudar o movimento dos primeiros molares quando um arco transpalatino é utilizado para a derivação molar em contexto clínico. A desratização dos primeiros molares superiores rotacionados ganhou importância com a tendência atual de tratamento sem extração (Ten Hoeve, 1985). A teoria é que a derotação dos molares rodados resultará num ganho de espaço. Assim, num caso limite, a derotação pode ser um fator para um plano de tratamento sem extração.

Fabrico de arco transpalatal

O arco era redondo e feito de aço inoxidável com um diâmetro de 0,91 mm (0,036 polegadas). O arco tinha um laço dirigido mesialmente no meio e foi dobrado sobre si mesmo nas extremidades para encaixar em tubos rectangulares pré-fabricados (armco; Sybron Corporation, Glendora, CA, EUA) no lado palatino das bandas molares. O arco foi formado para seguir o contorno do palato a uma distância de 1 -2 mm. O arco foi tornado passivo, o que foi verificado através da inserção alternada do tubo nos lados direito e esquerdo. A ativação para a desrotação foi efectuada alterando o ângulo entre a parte com duas extremidades e a arcada principal, de modo a que, quando a arcada foi inserida num tubo, a outra extremidade ficasse posicionada 8 mm distal do outro tubo (Fig. 119).

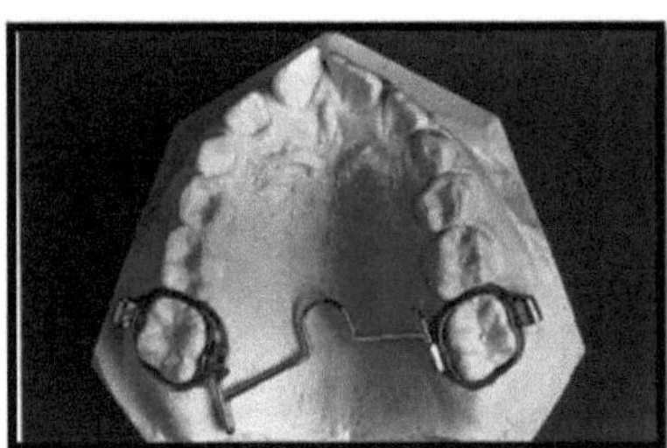

Fig. 119: Posição do arco ativado quando inserido num tubo molar

A ativação foi feita de forma semelhante em ambos os lados, de modo a obter um sistema de força simétrico com uma quantidade igual de derotação bilateralmente. A simetria da ativação foi verificada através da inserção alternada nos tubos dos dois lados. O tempo necessário para a desdentação dos molares variou de 60 a 198 dias (mediana de 122 dias). O aparelho foi verificado e reativado em intervalos de 6 semanas.

Medições da posição dos dentes

As posições dos primeiros molares superiores foram medidas no molde dentário do grupo de oclusão ideal e no grupo de tratamento, em moldes dentários feitos a partir de impressões de alginato tomadas antes e depois da desratização. Foi utilizado um sistema de coordenadas para as medições. O eixo y foi a linha da rafe, que foi identificada através da seleção de pontos distintos na parte anterior e posterior do palato, idênticos nos moldes obtidos antes e depois do tratamento. O eixo x foi determinado pela média das coordenadas y de quatro pontos distintos das rugas medianas; foram utilizadas as duas rugas mais anteriores e as duas mais posteriores (Fig. 120). O eixo *x* foi arbitrariamente construído 45 mm depois deste ponto. Outros pontos de referência foram os pontos de contacto anatómicos dos caninos decíduos ou permanentes, bem como os pontos de contacto dos pré-molares ou dos molares decíduos. Nos primeiros molares permanentes foram utilizadas as pontas das quatro cúspides. Para as medições, os pontos de referência foram marcados com um lápis. Todas as medições no molde foram efectuadas com um microscópio de medição (ampliação x 7) ligado a um computador, tal como descrito por Gebauer (1977), fornecendo coordenadas cartesianas.

Foram efectuadas as seguintes medições:

i) O ângulo entre o eixo *y* e uma linha que atravessa as cristas mesiobucal e mesiopalatina do molar (Fig. 120), de acordo com Friel (1959).

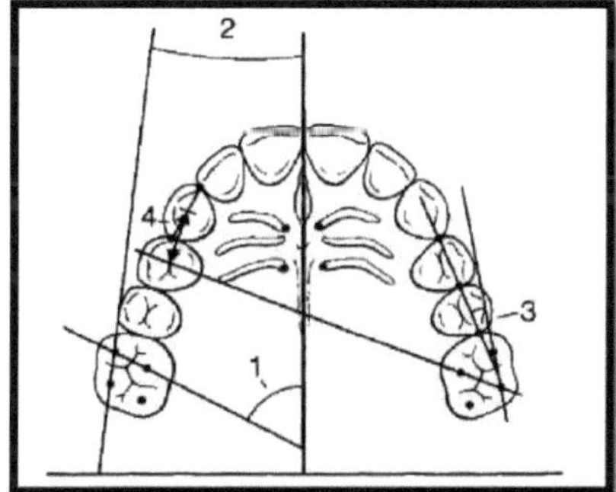

Fig. 120: Sistema de coordenadas e pontos de referência utilizados na medição. A figura também mostra os ângulos 1, 2 e 3, bem como a distância 4.

ii) Ângulo entre o eixo *y* e uma linha que passa pelas cúspides vestibulares do primeiro molar. Este ângulo é o utilizado por Henry (1956). O ângulo recebeu um sinal negativo se abrisse anteriormente.

iii) Ângulo entre uma linha que passa pelos pontos de contacto dos pré-molares e uma linha que passa pelas cúspides vestibulares do primeiro molar. Nos casos em que os pontos de contacto dos pré-molares não estavam alinhados, foi utilizado o ponto de contacto mesial do primeiro pré-molar e o ponto de contacto distal do segundo pré-molar. Nos casos em que um ou ambos os pré-molares ainda não tinham erupcionado, foram utilizados os pontos de contacto dos molares decíduos. Este ângulo é uma modificação do ângulo descrito por Orton (1966). O ângulo recebeu um sinal negativo se abrisse posteriormente.

iv) A menor distância do ponto médio entre os pontos de contacto do canino contralateral e uma linha que passa pelas cúspides distobucal e mesiopalatina do primeiro molar. A distância recebeu um sinal positivo se medida distalmente ao ponto médio do canino e um sinal negativo se medida mesialmente ao ponto médio. A distância é uma quantificação da regra utilizada por Ricketts (1969) para o julgamento da posição do molar.

v) Coordenada do ponto médio entre as cúspides mesiovestibular e mesiopalatina do primeiro molar. Essa medida foi realizada para registrar o movimento anteroposterior do molar durante a desrotação (Fig. 121).

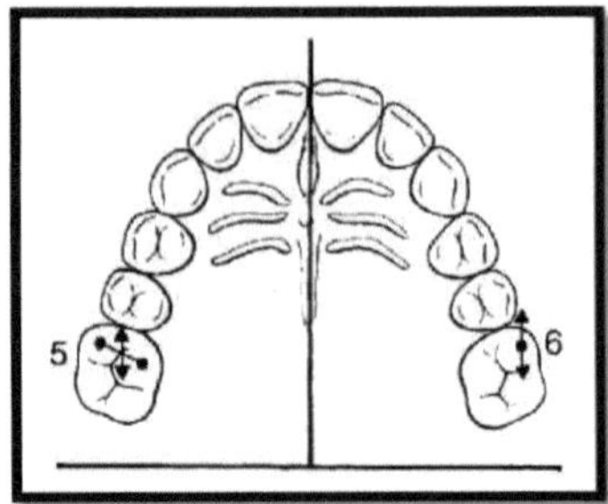

Fig. 121: registo do movimento anteroposterior do molar durante a desratização

vi) As coordenadas *y* da cúspide mesiobucal do primeiro molar. Esta medida é uma indicação da mudança na relação intermaxilar vestibular do molar durante a desrotação (Fig. 121).

vii) A coordenada *x* do ponto médio entre as cúspides mesiopalatina e distobucal do primeiro molar (Fig. 122). Essa medida foi feita para registrar o movimento vestibulopalatino do centro do molar durante a desrotação.

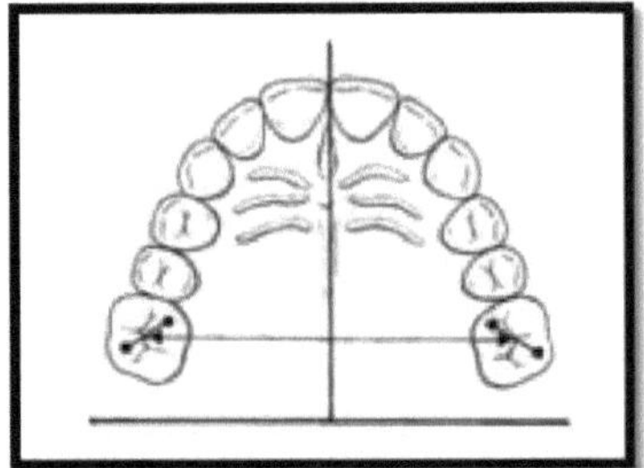

Fig. 122: Alteração da distância transversal entre molares

O centro de rotação do molar durante a desrotação foi calculado da seguinte forma: dos quatro côncavos do molar, foram selecionados os dois com maior deslocamento durante a desrotação.

As linhas que ligam as posições das cúspides antes e depois da derotação foram construídas por um programa de computador. A partir do ponto médio das duas linhas (para as cúspides um e dois, respetivamente), foram construídas perpendiculares. O ponto de intersecção das duas perpendiculares constitui o centro da derotação.

Biomecânica da rotação molar e do arco transpalatino

Mulligan

- *Curvas fora do centro*

Dobras para dentro e para fora

Curvas para dentro e curvas para fora

Curvas em degrau

- *Curvas centrais*

Mulligan: Toe in e Toe out (fig. 123a,b)

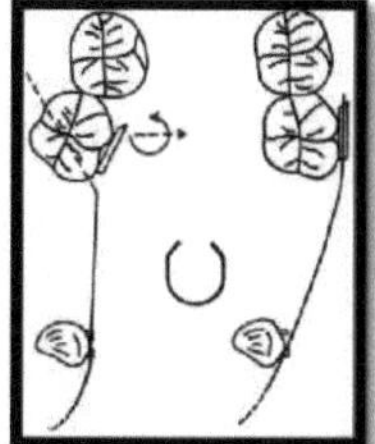

Fig123a: Dedo do pé em curva

Curvatura do dedo do pé

- Dobra-se mesialmente aos tubos molares
- Forças bucais e momento mesiobucal

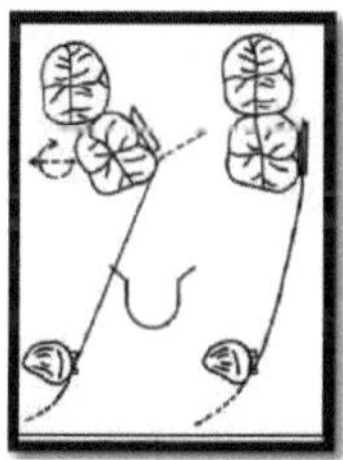

Fig. 123b - Curvatura do dedo do pé para fora

Curva para fora

- Dobra-se mesialmente aos tubos molares
- Forças linguais e momento mesiolingual

Mulligan: Curvatura para dentro e para fora (fig. 124 a, b)

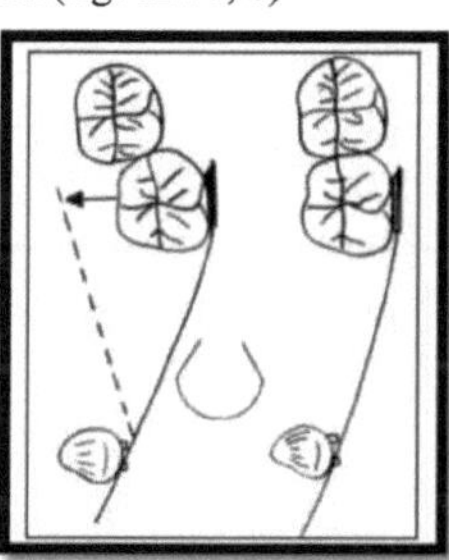

Fig124a: - Em curva

- Dobra-se distalmente aos caninos
- Força lingual

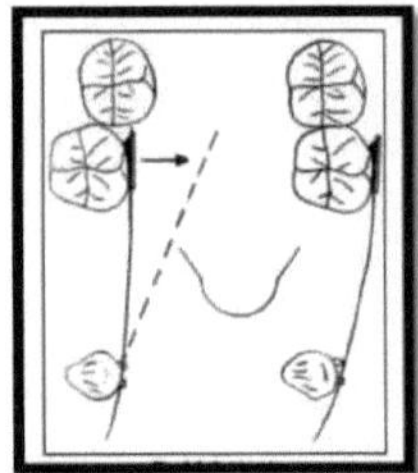

Fig124b: Curva para fora

- Dobra-se distalmente aos caninos
- Força bucal

Mulligan: Passo Bends (fig. 125)

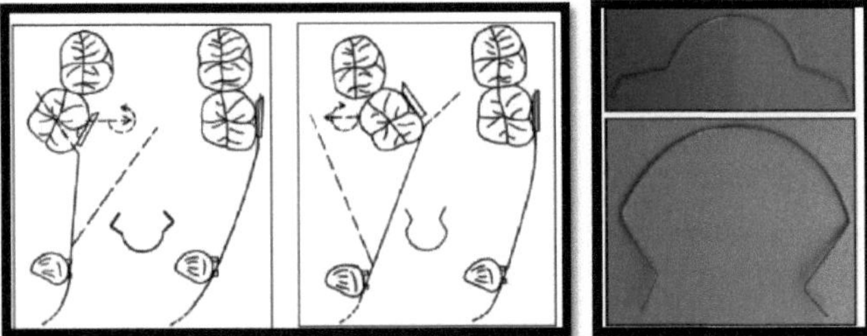

Step bend with opposite forces and moment — Force driven archwires with step bends

Fig. 125: Curvas em degrau

- Dobra-se para distal do canino e para mesial dos tubos dos molares
- Curvatura para fora + curvatura para dentro
- Curvatura para dentro + curvatura para fora
- Aumentar a magnitude da força (por exemplo, pacientes adultos)
- Arquivos "Force-driven

Mulligan: curvas centrais (fig126a,b)

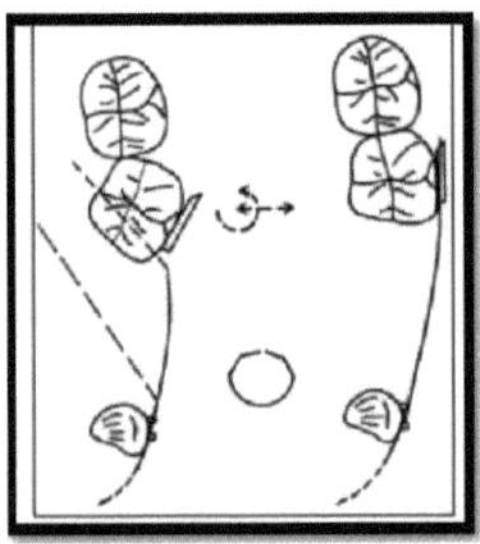

Fig126a - curvas centrais

-Curvatura dos dedos dos pés: momento + força vestibular

-Em curva: força lingual

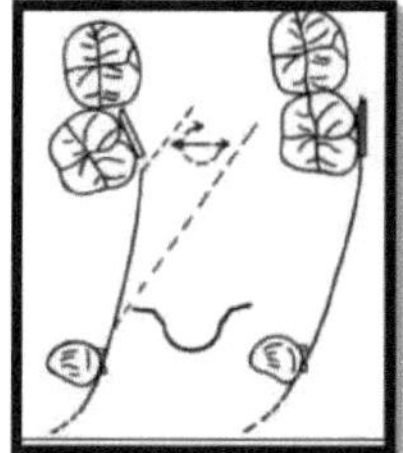

Fig126b - Curvatura central com forças e momentos opostos

-Curvatura para fora dos dedos dos pés: momento + força lingual

-Dobragem para fora: força vestibular

Curva central (fig. 127)

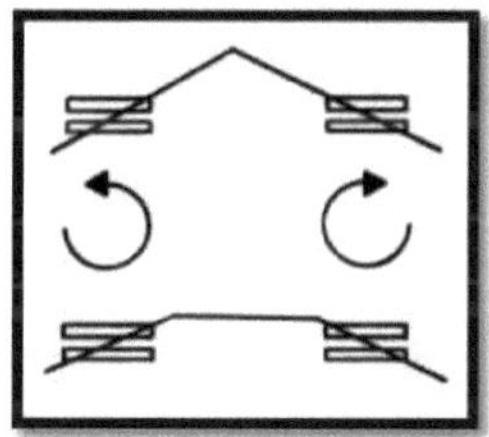

Fig127 - a curva central é equivalente a duas curvas descentradas

Curvas em V simétricas

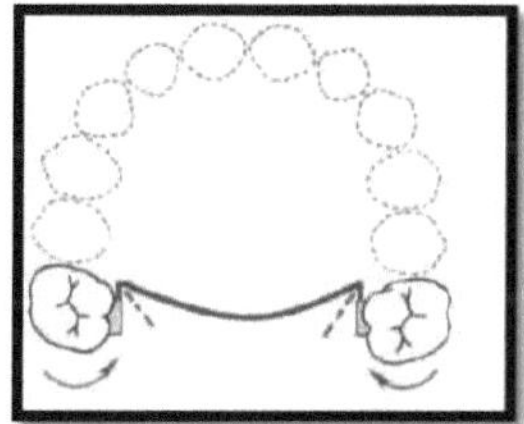

Fig128 - Curvas bilaterais

As dobras bilaterais dos dedos dos pés (fig. 128) criam pares iguais e opostos; as forças mesiodistais anulam-se; os dentes são rodados para trazer a cúspide mesiovestibular facialmente.

Curvas em V assimétricas

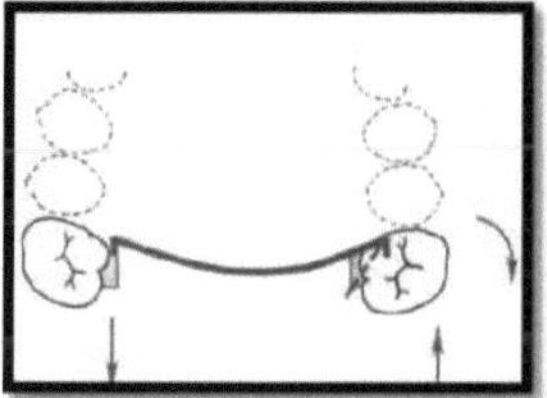

Fig129 - Curvas em V assimétricas

Curvatura unilateral do dedo do pé (fig. 129) o molar do lado da curvatura roda, criando uma força para mover o outro molar para distal. Pode ocorrer um movimento mesial do molar do lado da dobra. Embora a distalização líquida de ambos os molares tenha sido reivindicada por dobras deste tipo, primeiro num lado e depois no outro, é improvável que ocorra um movimento distal significativo de ambos os dentes.

Proclinação dos dentes anteriores

A proclinação dos dentes anteriores (fig. 130) pode ser efectuada nos casos em que estes dentes são retroinclinados ou em que a sua proclinação não afecta negativamente o perfil dos tecidos moles do doente. A sobremordida e o overjet corretos têm de ser mantidos para a estabilidade do resultado quando se proclinam os dentes anteriores.

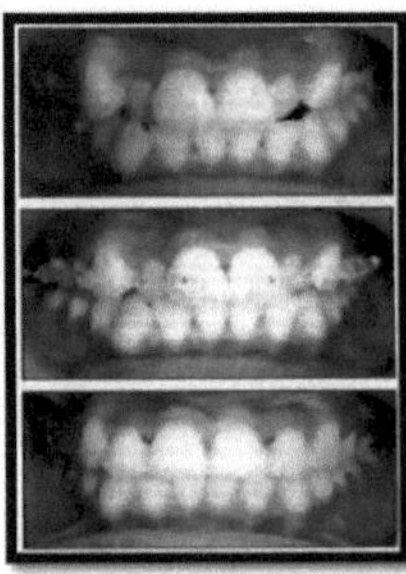

Fig. 130: Espaço ganho pela proclinação dos dentes anteriores

Qualquer mola proclinada (mola "Z", mola de colchão, etc.) ou parafusos (médios, mini ou micro-parafusos) ou aparelhos fixos podem ser utilizados para o efeito. A proclinação dos dentes anteriores pode ser efectuada através de vários métodos, como a ansa de avanço, a arcada de protracção, as dobras de ancoragem e os fios de NiTi 0,016 modificados de forma inovadora. Estes métodos podem causar reabsorção radicular, uma vez que estão envolvidas forças pesadas e estas técnicas também podem resultar em forças intrusivas intrusivas que podem não ser desejáveis em todos os casos.

> **Mola Z**

> também designada por mola de duplo cantilever. Uma variação útil da mola cantilever é a mola dupla cantilever/Z (Fig. 131)

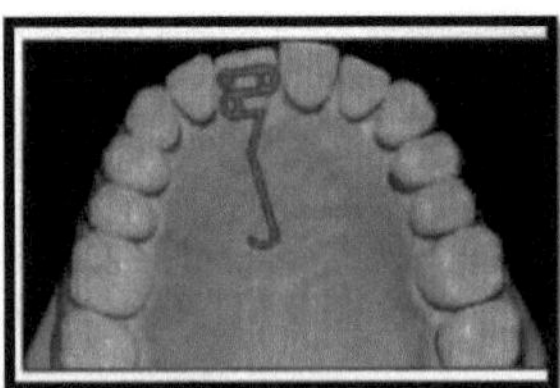

Fig. 131: Mola Z / Mola dupla em balanço

onde um segundo membro é formado por uma segunda bobina. Esta mola pode igualmente ser utilizada para mover 2 ou mais dentes na mesma direção em distâncias iguais, como no caso da inclinação de 2 ou mais incisivos superiores. É constituído por 2 hélices de pequeno diâmetro interno e pode ser fabricado para um, dois ou mais incisivos. A mola é posicionada perpendicularmente à superfície palatina do dente com um braço longo de retenção (colocado longe do tecido) com cerca de 12 mm de comprimento. A mola em Z é uma mola suportada e precisa de ser encaixada em cera antes da acrilização. A mola Z é activada abrindo ambas as hélices até 2-3 mm de cada vez. Apenas uma hélice pode ser activada para corrigir rotações ligeiras. É ideal para a correção de mordidas cruzadas de dentes anteriores em que a sobreposição é menor do que o espaço livre.

> **Mola do colchão -**

> A mola de colchão (fig. 132) é utilizada para a correção do movimento vestibular dos dentes em mordida cruzada.

É normalmente utilizada nos casos em que existe espaço suficiente para a correção da mordida cruzada e se o dente em questão estiver suficientemente completo no seu desenvolvimento.

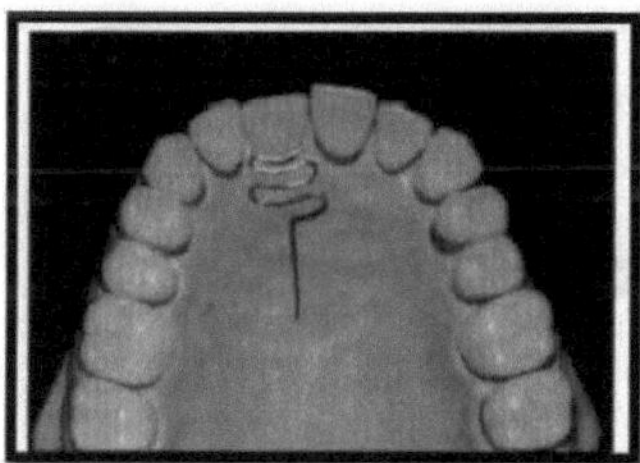

Fig. 132: Mola do colchão

Normalmente é feito de fio de 0,6 mm de diâmetro e tem a forma de um colchão com alças em "U" que se estendem até ao braço de retenção. Encaixa no dente perto da margem gengival.

O efeito resultante da retroinclinação dos dentes anteriores é a diminuição do comprimento da arcada, o que pode causar problemas de espaço para a erupção dos caninos e pré-molares permanentes e pode provocar uma deflexão do fecho mandibular. Os fios de NiTi 0.016 usados rotineiramente foram modificados innoativamente para causar proclinação dos dentes anteriores[108]

Etapas do fabrico da técnica de proclinação anterior

1. Posicionar o fio NiTi 0.016 na ranhura do bracket e marcar o ponto bilateralmente imediatamente mesial aos tubos molares.

2. Os ajustes são efectuados durante o posicionamento, de modo a que haja uma quantidade adequada de fio labial para os brackets dos incisivos.

3. Engatar os bloqueios de Guerin no fio 2 mm distal às marcas.

4. A ligadura sequencial do fio é efectuada, sendo o pré-molar o primeiro, seguido dos caninos e, por último, dos incisivos (fig. 133).

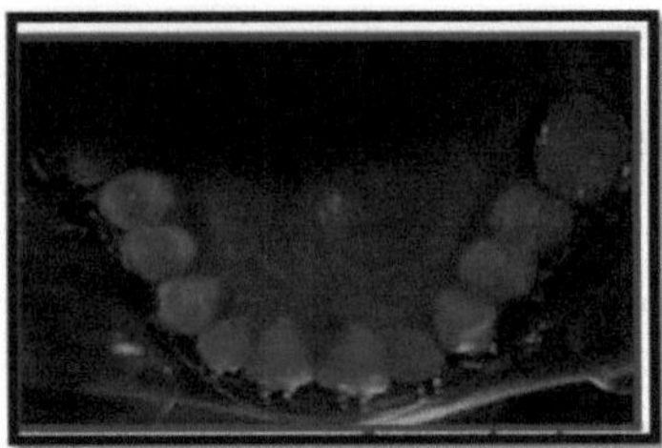

Fig. 133: Ligadura sequencial do fio

5. O comprimento extra do fio do arco que se encontra no segmento anterior é formado em pequenos laços no processo de encaixe do fio (fig. 134).

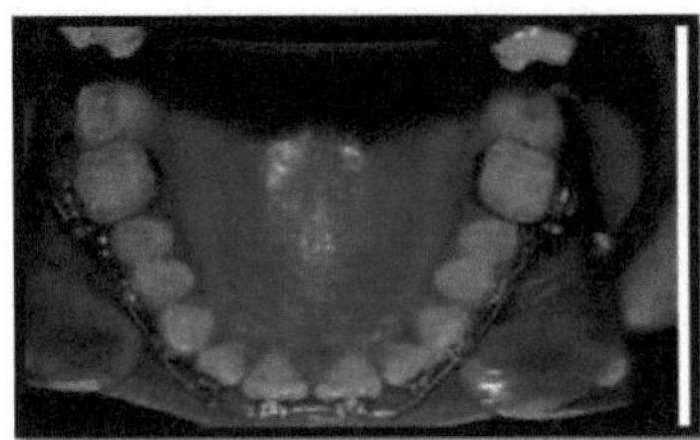

Fig. 134: Comprimento extra de arame forma pequenos laços

6. A reativação pode ser feita ajustando a posição dos fechos Guerin.

Considerações biomecânicas -

Os incisivos com inclinação lingual precisam de ser alargados através de uma inclinação descontrolada utilizando forças leves que são fornecidas por fios NiTi 0,016. A arcada de protracção e os fios com curvas de ancoragem quando encaixados resultam simultaneamente em proclinação e intrusão. No entanto, idealmente, a inclinação dos dentes deve ser corrigida antes da aplicação de qualquer força intrusiva, pois incisivos com inclinação lingual severa teriam o momento oposto (em comparação com incisivos com inclinação normal ou vestibular) devido à linha de força ser lingual ao centro de resistência dos incisivos. Isto resultaria no aprofundamento da mordida e no agravamento da inclinação. (fig. 135)

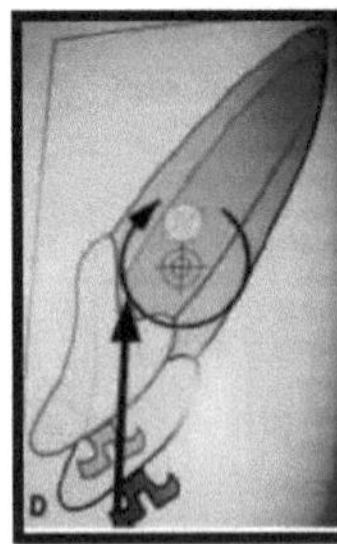

Fig. 135: As forças intrusivas verticais nos incisivos com ponta lingual geram um momento no sentido dos ponteiros do relógio

Vantagens da técnica atual

- Forma eficaz de proclinar os dentes anteriores e aumentar o comprimento da arcada.
- A presença do fecho de Guerin fixa o sistema e impede o desvio mesial do molar.
- Fácil reativação intra-oral através do ajuste da posição do Guerin kock.
- O alinhamento e a proclinação podem ser efectuados com o mesmo fio.

Extração -

A extração é também um dos métodos para ganhar espaço na arcada.

ANTECEDENTES HISTÓRICOS (extração em ortodontia: a controvérsia)

Já em 1771, John Hunter reconheceu o papel da extração na ortodontia no seu livro *Natural History of the Teeth. Ele foi o primeiro autor a se opor à extração, alegando que ela inibia o crescimento*[73]. A extração em ortodontia tem sido um assunto de especulação e disputa durante um longo período de anos. No início do século XIX, a extração do primeiro pré-molar superior era o método de rotina para o tratamento da má oclusão de classe II div I, mas Delabarre alertou, em 1818, para as sequelas indesejáveis. Segundo ele, "é muito mais fácil extrair dentes do que determinar se isso é absolutamente necessário"[74] Issac B. Davenport, em 1887, fez uma conferência em Nova Iorque contra isso, dizendo que as extracções causavam "uma perda de órgãos importantes". Angle foi o líder da chamada "nova escola" de ortodontia. Ensinava que o fundamento básico para a correção da má oclusão era a retenção do conjunto completo de dentes. Segundo ele, se os dentes apinhados fossem alinhados em relação correta entre si, a melhoria da função do aparelho mastigatório resultaria no crescimento dos maxilares, criando espaço adequado para a dentição. Por isso, ele defendia a expansão das arcadas[6] em todos os pacientes ortodônticos. No entanto, alguns dos seus contemporâneos, como Calvin *Case (seu* antigo aluno), reintroduziram a extração em 1893, argumentando que, embora as arcadas pudessem ser expandidas para que os dentes pudessem ser colocados em alinhamento, nem a estética nem a estabilidade seriam satisfatórias a longo prazo. Os dentes podem ser extraídos ocasionalmente para produzir resultados duradouros.

Eles argumentavam que o crescimento dos maxilares não depende da função e que, se os maxilares fossem demasiado pequenos para acomodar os dentes, seria necessária a extração para aliviar a irregularidade dos dentes. Nem a estética nem a estabilidade seriam satisfatórias a longo prazo para os pacientes submetidos a expansão para alinhamento, o que levou à Grande Controvérsia da Extração dos anos 20 entre as duas escolas de pensamento. O facto de o fazer apenas em casos graves (cerca de 6%), condenou-o à prática. Entre a publicação da sua sexta e sétima edições, angle renunciou às extracções. As razões avançadas para esta reviravolta incluem a sua aceitação da *lei de Wolff,* que Angle interpretou como significando que os recém-nascidos podiam crescer depois de os dentes terem sido deslocados das suas bases ósseas e a sua convicção de que o funcionamento adequado da dentição podia manter os dentes nas suas posições corretas. Uma razão mais pessoal pode ter sido o seu desapontamento com o resultado da sua max argumentava que os dentes podem ser extraídos ocasionalmente para produzir resultados duradouros. O tratamento de extração dos pré-molares superiores da sua mulher, Anna, por causa da protrusão. Mesmo assim, foi dito que ele o tolerava em privado. Case abriu uma lata de vermes quando apareceu em Chicago, na reunião anual da National Dental Association, em julho de 1911, com o seu artigo "The Question of extraction in Orthodontia". A discussão que lhe foi assegurada transformou-se num debate em grande escala. Martin Dewey, que se opôs aos não-extraccionistas, desafiou a credibilidade de Cases e ridicularizou-o. Abrindo caminho para o julgamento de Scopes 14 anos mais tarde, Calvin Case citou a teoria da evolução de Darwin, enquanto Dewey defendeu a criação especial. Apesar de Case ter sido apoiado por argumentos impressionantes de Matthew Cryer, um anatomista de renome, os seguidores de Angle ganharam o dia e, nos 30 anos seguintes, a extração de dentes para fins ortodônticos desapareceu essencialmente da cena americana. Ortodontistas como John Mershon, Joseph Johnson e George Crozat projetaram aparelhos que se baseavam na filosofia de não extração, o que ajudou a perpetuar a filosofia, mas na década de 1930 os dentistas estavam começando a notar recaídas[74]

A IDADE DE OURO DA EXTRACÇÃO

Upswing

thNa década de 1930, as práticas de extração relativamente comuns do final do século XIX, ditadas em grande parte por limitações técnicas, tinham dado lugar ao dogma da não extração de Angle. Embora uma posição mais moderada continuasse a ser defendida por Case e outros, a palavra "extração" tinha-se tornado impronunciável. Assim, quando era mencionada na literatura, era frequentemente *descrita eufemisticamente como "redução do número total de unidades dentárias*[75]

Tweed, da faculdade de Angle em 1928, estava mais preocupado com a protrusão dentária e com uma estética facial insatisfatória. A sua insatisfação levou-o a começar a extrair 4 pré-molares em certos pacientes, depois de inicialmente ter seguido o dogma da não extração de Angle. Na reunião anual da AAO de 1940, Tweed apresentou 100 registos de casos consecutivos representando pacientes inicialmente tratados sem extração e depois tratados com a remoção dos 4 primeiros pré-molares.

Defendia o posicionamento dos incisivos mandibulares na vertical sobre o osso basal (aproximadamente 90^0 em relação ao ângulo do plano mandibular) e argumentava que a expansão das unidades dentárias para fora deste osso conduzia à instabilidade. A extração na dentição permanente tornou-se rapidamente a estratégia de tratamento mais comum para a correção das más oclusões de classe I e II e, como observou Allan Brodie, "em breve o ar ficou cheio de bicúspides". A prevalência de extração subiu de uns modestos 30% em 1953 para 76% em 1968. Tweed não extraía indiscriminadamente, no entanto, em muitos pacientes, os profissionais consideravam a remoção de 4 pré-molares como a saída fácil para o problema do comprimento da arcada. O critério de Tweed para o equilíbrio facial era a posição dos incisivos centrais, a partir do triângulo de Tweed desenvolvido (1936). A sua mecânica envolvia uma ortodoxia rígida e demorada e termos como preparação de ancoragem, dobras de ponta para trás e movimentos em massa tornaram-se parte do vernáculo. Os excelentes resultados não tardaram a atrair seguidores. Os visitantes do seu gabinete em Tucson, Arizona, levaram-no em 1941 a realizar seminários. Estes evoluíram (1947) para cursos formais de instrução, inicialmente chamados de cursos Tweed e a partir deles desenvolveu-se a fundação Charles H. Tweed para a investigação ortodôntica.

Tucson tornou-se a meca de uma disciplina Edgewise exigente. O sucesso dos seus cursos atesta o facto de que os ortodontistas de profissão tinham muitas dúvidas sobre a abordagem correta do tratamento.[75]

Allan Brodie, portador da tocha de Angle, disse: "Se eu disser que não há problema em extrair, a primeira coisa que se sabe é que toda a gente vai extrair em vez de fazer um diagnóstico correto. O Dr. Angle disse-me isso e é verdade".

Raymond Begg ficou desencantado com o dogma de Angle, enquanto o seu colega Tweed estava a chegar à mesma conclusão. Depois de regressar à Austrália, Begg seguiu a filosofia da não extração de Angle durante dois anos. Depois, como resultado dos seus estudos sobre o atrito nos aborígenes, convenceu-se de que o apinhamento no homem moderno era o resultado da falta de desgaste interproximal. Consequentemente, em 1928, começou a extrair pré-molares. Estes estudos foram a base dos seus artigos clássicos, "Stone age man's dentition" (1954) e "Differential force in orthodontic treatment" (1961). Begg, Tweed e Robert H. W. Strang tiveram a maior influência na extração em meados do século

Em 1911, na reunião anual da National Dental Association, o debate entre Dewey e Case na ADA foi uma das controvérsias mais acesas e mais nítidas, também conhecida como O Grande Debate sobre Extração; mas Angle e os seus seguidores levaram a melhor. A extração de dentes para fins ortodônticos desapareceu essencialmente da cena ortodôntica no período entre as duas guerras mundiais. Hays N. Nance, em 1930, iniciou uma série de investigações que levaram ao seu artigo de referência, "Limitations of orthodontic treatment". Ele descobriu que as dentições tratadas retornavam às suas larguras intercaninos e interpremolares originais. Ele definiu o espaço livre como o diferencial nas larguras dos dentes entre os dentes decíduos e permanentes. Este espaço é normalmente fechado pela derivação mesial dos primeiros molares permanentes à medida que os dentes decíduos são substituídos e pode ser "reservado" com um mantenedor de espaço em pacientes com extração limítrofe. Isto levou, segundo a análise de Nance, a um interesse renovado no tratamento da dentição mista e a um aumento das extracções de segundos pré-molares. No início da década de 1960, mais de metade dos pacientes americanos submetidos a tratamento ortodôntico tinham alguns dentes removidos Downswing.

Por volta de 1980, o pêndulo voltou a oscilar no sentido da não extração, uma vez que os ortodontistas começaram a utilizar novos aparelhos e tecnologias para aumentar o comprimento e a largura da arcada, tornando mais fácil o tratamento de dentições apinhadas sem extracções.

Vários outros factores foram responsáveis por esta mudança, incluindo alguns negativos.

> Recaída e reabertura de espaços de extração.

> Depressão gengival no local da extração.

> A constatação de que a extração não é garantia de estabilidade

> Lábios achatados com aspeto "envelhecido". O público em geral prefere frequentemente lábios mais cheios e mais proeminentes.

> Abraham Goldstein estudou pacientes 21 anos após a retenção e descobriu que os pacientes sem extração tinham melhor aspeto.

> Falta de proeminência dos incisivos

> Arco maxilar estreito.

> Desejo de evitar tratamentos prolongados.

> O medo crescente de litígios por negligência.

> Nos anos 80, afirmava-se que os problemas de desordem temporomandibular podiam ser atribuídos à remoção dos pré-molares superiores, mas havia também alguns factores positivos.

> Aumento da utilização de aparelhos de tração extra-orais e funcionais para tirar partido do crescimento.

> Mais comprimento de arco ganho pela utilização de brackets colados.

> Melhor compreensão da retenção.

> Reproximação, por exemplo, decapagem do rotor de ar, esbelteza.

> Aumento do uso de aparelhos removíveis (que dependem principalmente de um conjunto completo de dentes)

> Reavivamento do "desenvolvimento da arcada" (expansão lateral, rotação ou distalização dos molares e proclinação controlada dos incisivos mandibulares).

Em 1993, a prevalência da extração tinha regressado ao nível dos anos 50.

A NECESSIDADE DE EXTRACÇÃO

A extração de dentes como parte do tratamento ortodôntico pode ser necessária nas seguintes circunstâncias.

Discrepância entre o comprimento da arcada e o material do dente

Idealmente, o comprimento da arcada e o material dos dentes devem estar em harmonia um com o outro. Se a dentição for demasiado grande para caber na arcada dentária sem irregularidades, pode ser necessário reduzir o tamanho da dentição através da extração de dentes. Normalmente não é aceitável aumentar o tamanho da arcada dentária, porque o aumento da dimensão da arcada dentária não seria tolerado pela musculatura oral.

Orientações para a extração em apinhamento/protrusão de classe I:

a. A extração de uma discrepância de comprimento da arcada inferior a 4 mm raramente é indicada.

b. Discrepância do comprimento da arcada de 5-9 mm - não-extração ou extração possível; depende dos detalhes da terapia.

c. Discrepância de 10 mm ou mais no comprimento da arcada - a extração é quase sempre necessária.

Correção da relação interarcos sagital

A má relação sagital anormal, como a má oclusão de Classe II /Ill, pode exigir a extração para obter uma relação interarcada normal. Numa má oclusão de Classe I (relação interarcos sagital normal) é preferível extrair em ambas as arcadas porque não é aconselhável desencorajar o desenvolvimento de apenas uma arcada mais do que a outra.

Na maioria dos casos de Classe II com inclinação superior anormal, alinhamento normal dos dentes inferiores e onde o ponto A está anormalmente para frente em relação ao ponto B, é aconselhável extrair os dentes apenas na arcada superior e retrair os incisivos e caninos superiores. No entanto, quando a arcada inferior está apinhada ou os molares não estão em relação cúspide completa com os molares da Classe 11, pode ser preferível extrair em ambas as arcadas.

Extração para o alívio de apinhamento

A extração para o alívio de apinhamentos será regida por:

Condição dos dentes - Dentes fracturados, hipoplásicos, grosseiramente cariados, dentes tratados com canal radicular e dentes com grandes restaurações são preferidos para extração do que dentes saudáveis. A principal consideração é o prognóstico a longo prazo para o dente e não a sua aparência.

Posição do apinhamento - O apinhamento numa parte da arcada é mais facilmente corrigido se as extracções forem feitas nessa parte em vez de numa área remota da arcada.

No entanto, o apinhamento dos incisivos é normalmente aliviado pela extração dos pré-molares, uma vez que dá uma aparência mais agradável e um equilíbrio oclusal mais adequado do que com a extração dos incisivos. O primeiro pré-molar, posicionado no centro de cada quadrante, está normalmente próximo da área de apinhamento, seja no segmento anterior ou vestibular. Por isso, é também o dente mais frequentemente extraído com o tratamento ortodôntico.

Posição dos dentes - Os dentes grosseiramente mal posicionados e difíceis de alinhar podem muitas vezes ser os dentes de eleição para extração. A posição do ápice do dente deve ser considerada, uma vez que é mais difícil mover o ápice do que a coroa.

DIFERENTES PROCESSOS DE EXTRACÇÃO

a. Extracções de equilíbrio
b. Extracções de compensação
c. Extracções faseadas
d. Extracções forçadas
e. Extracções de Wilkinson
f. Extracções terapêuticas

Extracções de equilíbrio

Se um dente é removido de um lado da arcada dentária que está apinhado, ou que tem contacto completo de dentes em toda a volta, há uma tendência para os dentes restantes se moverem em direção ao espaço de extração. Isto acontece sob a forma de movimento para a frente dos dentes atrás do espaço, ou movimento dos dentes anteriores para o centro da arcada, resultando em assimetria. É habitual equilibrar as extracções para evitar essa assimetria (Fig. 136).

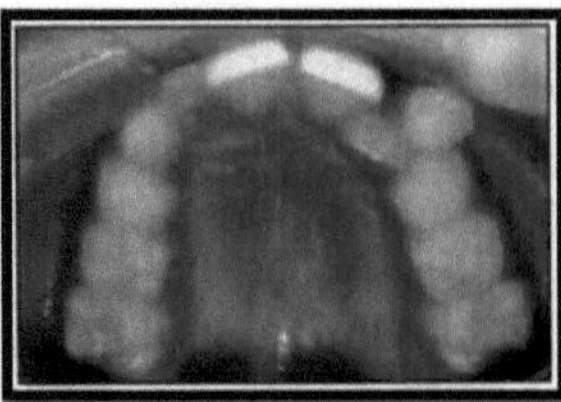

Fig. 136: Erupção precoce do incisivo lateral esquerdo causando um desvio da linha média a ser compensado pela extração dos caninos decíduos

As extracções de equilíbrio podem ser definidas como a remoção de um dente do lado oposto da mesma arcada (embora não necessariamente o antímero), a fim de *preservar a simetria.*

Extracções de compensação

Remoção do dente equivalente na arcada oposta para manter a oclusão vestibular. Em alguns casos de apinhamento de Classe I, é necessário extrair em ambas as arcadas para manter a simetria lateral. As extracções compensatórias preservam a relação inter-arcos, permitindo que os dentes posteriores se desloquem para a frente em conjunto.

Extração faseada

Pode ser possível efetuar uma mudança na oclusão molar extraindo apenas numa arcada, ou alguns meses mais cedo do que na outra. Este efeito é particularmente acentuado após a perda prematura de dentes decíduos e deve ser tido em conta quando se considera a extração forçada destes dentes

Extracções forçadas

Estas extracções são realizadas porque são necessárias, como no caso de dentes muito cariados, mau estado periodontal, dente fracturado, dente impactado, etc.

Extração de Wilkinson

Wilkinson defendia a extração de todos os quatro primeiros molares permanentes entre os 8 e os 9 anos de idade. A base para tais extracções é o facto de os primeiros molares serem altamente susceptíveis à cárie. Os outros benefícios da extração dos primeiros molares numa idade precoce são:

- Para evitar impacções nos terceiros molares, proporcionando espaço adicional para a sua erupção.
- Para reduzir o apinhamento na arcada.

No entanto, as extracções de Wilkinson não são normalmente realizadas devido a vários inconvenientes. A extração do primeiro molar oferece um espaço limitado para a correção do apinhamento, os dentes adjacentes inclinam-se para o espaço da extração e perde-se a principal unidade de ancoragem para os aparelhos ortodônticos.

Extracções terapêuticas

Trata-se de extracções efectuadas para fins de tratamento.

ESCOLHA DOS DENTES PARA EXTRACÇÃO

A escolha dos dentes a extrair depende das condições locais, que incluem:

- Direção e quantidade de crescimento da mandíbula

- Discrepância entre o tamanho das arcadas dentárias e as arcadas basais
- Estado de solidez, posição e erupção dos dentes
- Perfil facial
- Grau de prognatismo dentoalveolar
- Idade do doente
- Estado da dentição no seu todo.

Incisivos maxilares

Os incisivos, especialmente os incisivos centrais superiores, raramente são extraídos como parte da terapia ortodôntica.

Indicações para a extração do incisivo maxilar

i. Incisivos maxilares com impactação desfavorável.

ii. Incisivo lateral bloqueado bucal ou lingualmente com bom contacto entre o incisivo central e os caninos.

iii. Se um incisivo lateral estiver apinhado em linguo-oclusão com o seu ápice deslocado palatalmente e se o canino estiver a erupcionar numa posição avançada e estiver inclinado vertical ou distalmente, está indicada a extração do incisivo lateral (Fig. 137).

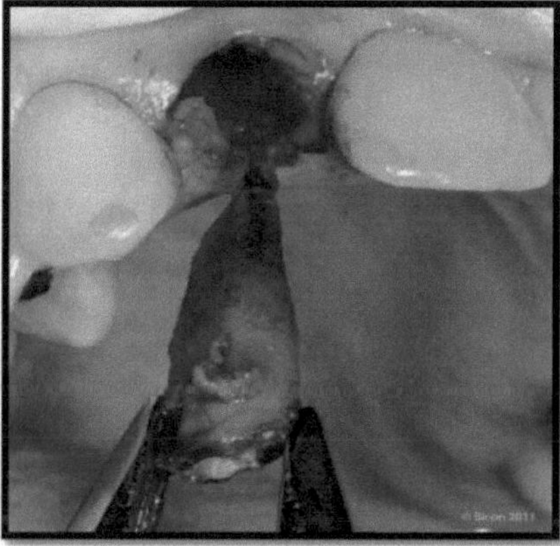

Fig. 137: Extração do incisivo lateral do maxilar

iv. Incisivo grosseiramente cariado que não pode ser restaurado.

v. Traumatismo/danos irreparáveis nos incisivos por fratura.

Incisivos mandibulares

Muitas vezes é muito tentador extrair um incisivo inferior para aliviar o apinhamento, particularmente quando está confinado ao segmento anterior, mas a sua extração deve ser evitada tanto quanto possível, porque provoca:

a. Restantes dentes anteriores a imbricar

b. Embora o apinhamento possa ser aliviado a curto prazo, o movimento para a frente dos dentes vestibulares deixa os contactos e as posições dos incisivos abaixo do ideal

c. A largura intercaninos inferior (ICW) diminui, resultando numa redução secundária na ICW superior com apinhamento no segmento labial superior

d. Mordida profunda

e. Retroinclinação dos incisivos inferiores

f. Se não for possível encaixar quatro incisivos superiores à volta de três incisivos inferiores, terá de se aceitar um aumento do overjet ou um apinhamento dos incisivos superiores.

No entanto, em alguns casos bem definidos, a extração dos incisivos inferiores pode ser adequada:

i. Quando um incisivo está completamente excluído da arcada e existem contactos aproximados satisfatórios entre os outros incisivos (Fig. 138 a e b).

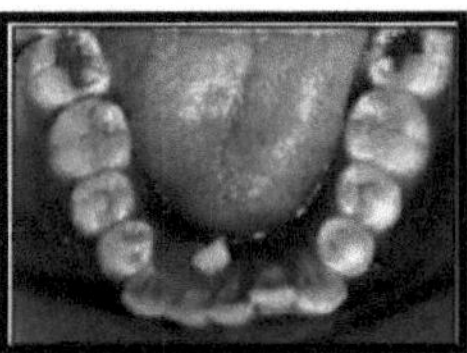

Fig. 138 a: Extração do incisivo central mandibular

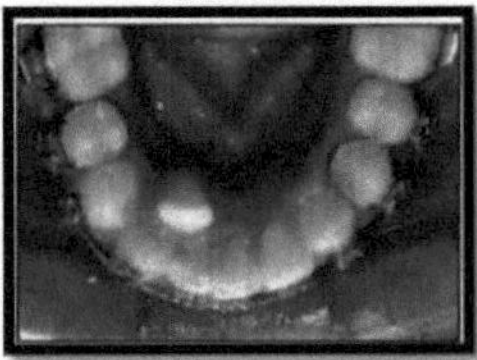

Fig. 138 b: Extração do incisivo lateral mandibular

ii Mau prognóstico, como em caso de traumatismo, cárie, perda de osso, etc.

iii. Incisivo severamente mal posicionado.

iv. Os caninos inferiores estão severamente inclinados para distal e os incisivos inferiores estão inclinados - é muito difícil corrigir esta condição através de extracções mais para trás

v. Numa relação incisiva de Classe III ligeira com uma arcada superior aceitável e apinhamento dos incisivos inferiores, pode extrair-se um incisivo inferior para obter uma sobressaliência e sobremordida normais e para aliviar o apinhamento.

vi. . O excesso anterior mandibular de Bolton? 4 mm.

Contra-indicações para a extração do incisivo mandibular

i. Casos de mordedura profunda com padrão de crescimento horizontal.

ii. Todos os casos que requerem a extração do primeiro pré-molar superior enquanto os caninos se encontram numa relação de Classe I.

iii. Casos de apinhamento bimaxilar sem discrepância de tamanho dos dentes na área dos incisivos.

iv. Casos com discrepância anterior devido a incisivos inferiores pequenos ou incisivos superiores grandes.

CANINHAS

Os caninos permanentes são dentes importantes e não são frequentemente extraídos como parte do tratamento ortodôntico. Quando o canino inferior está apinhado, é por vezes tentador extrair este dente.

No entanto, isto é evitado porque o contacto aproximado entre o incisivo lateral e o primeiro pré-molar raramente é satisfatório.

Indicações

O canino pode ser extraído num dos seguintes casos:

O canino mandibular pode ser extraído quando é suscetível de ser muito difícil de alinhar, por exemplo, quando é excluído da arcada e o ápice está severamente mal posicionado ou quando está desfavoravelmente impactado. Os caninos superiores desenvolvem-se muito longe da sua localização final e têm um longo trajeto de erupção desde o seu local de desenvolvimento até à sua posição final na cavidade oral. Por conseguinte, não é raro que estejam impactados ou ectópicos e que o seu alinhamento seja difícil ou mesmo impossível. Nestes casos, pode ser necessária a extração. Quando o canino superior é completamente excluído da arcada e o contacto aproximado entre o incisivo lateral e o primeiro pré-molar é bom, a extração do canino pode ser considerada (Fig. 139).

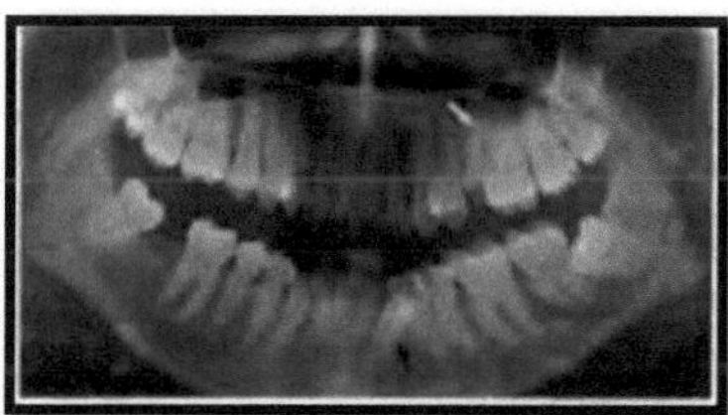

Fig. 139: A seta preta indica um canino que está totalmente fora da arcada e que pode ser extraído como parte do plano de tratamento ortodôntico; as setas brancas indicam um segundo pré-molar superior

grosseiramente cariado.

PRIMEIROS PRÉ-MOLARES

É o dente mais comummente extraído como parte da terapia ortodôntica, especialmente para o alívio do apinhamento:

a. Está posicionado perto do centro de cada quadrante da arcada e, portanto, perto do local de apinhamento, ou seja, o espaço ganho pela sua extração pode ser utilizado para correção tanto na região anterior como posterior.

b. A extração do primeiro pré-molar é a menos suscetível de perturbar a oclusão molar e é a melhor alternativa para manter a dimensão vertical.

c. O contacto entre o canino e o segundo pré-molar é satisfatório.

d. A extração do primeiro pré-molar deixa para trás um segmento posterior que oferece uma ancoragem adequada para a retração dos 6 dentes anteriores.

Indicações

1. Dente de eleição para extração para aliviar o apinhamento anterior moderado a grave em ambas as arcadas. No apinhamento da arcada inferior, onde os caninos estão inclinados mesialmente, seguir-se-á uma melhoria espontânea no alinhamento dos incisivos.

2. Correção da proclinação anterior moderada a grave como na Classe ll div 1 ou na protrusão bimaxilar de Classe I.

3. Em casos de ancoragem elevada, o primeiro pré-molar tem precedência sobre o segundo pré-molar como dentes a extrair.

4. Como parte da extração em série (Fig. 140).

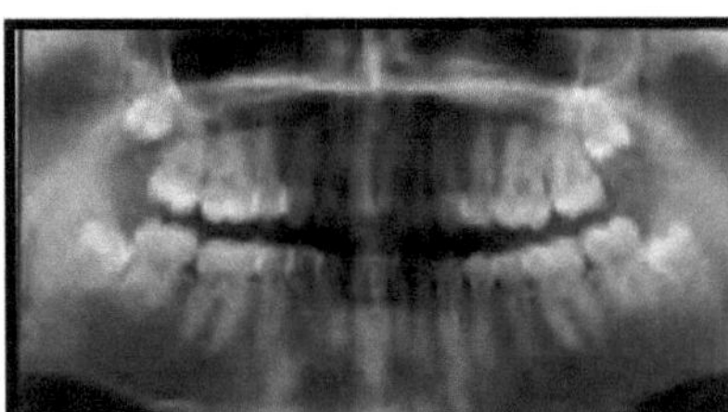

Fig. 140: Primeiro pré-molar superior extraído como parte do tratamento ortodôntico para obter uma relação molar completa de classe II

Momento da extração

Os primeiros pré-molares não devem ser extraídos até que todos os pré-molares, incisivos permanentes e caninos tenham erupcionado o suficiente para que os braquetes possam ser colocados neles, uma vez que a migração mesial é grandemente aumentada pela extração. A única exceção a esta regra é quando os segundos pré-molares não podem erupcionar por estarem impactados. Os quatro primeiros pré-molares não devem ser extraídos mais de três semanas antes de iniciar o tratamento ativo para evitar a migração mesial dos dentes posteriores e, consequentemente, deixar espaço insuficiente para a retração.

SEGUNDOS PRÉ-MOLARES

Indicações para extração

1. Quando o segundo pré-molar é completamente excluído da arcada após o desvio para a frente do primeiro molar após a perda precoce do segundo molar decíduo.

2. A extração do segundo pré-molar é preferida em casos de apinhamento anterior ligeiro, uma vez que o fecho do espaço e o controlo vertical são mais fáceis após o alinhamento anterior. A presença do primeiro pré-molar anterior ao local da extração reforça a ancoragem anterior, facilitando assim o fecho por trás.

3. A extração de segundos pré-molares é preferida quando se pretende manter o perfil e a estética dos tecidos moles.

4. Segundos pré-molares com impacto desfavorável.

5. Segundo pré-molar grosseiramente cariado ou periodontalmente comprometido.

6. Nos casos de mordida aberta, o segundo pré-molar é preferível para extração, uma vez que favorece o aprofundamento da mordida.

PRIMEIRO MOLAR

O primeiro molar permanente tem sido considerado intocável desde o início da história da Ortodontia. O primeiro molar é considerado a pedra angular da dentição. O primeiro molar permanente tem sido objeto de um debate considerável quanto ao seu valor na arcada dentária, particularmente por ser o dente permanente mais suscetível na infância. Diz-se que nunca deve ser removido. Em alternativa, tem-se defendido que o primeiro molar pode ser removido como medida de rotina, com benefícios para as arcadas dentárias. No entanto, não é possível estabelecer uma regra única que se adeqúe a todos os indivíduos.

A extração dos primeiros molares é evitada porque:

- Não proporciona espaço adequado para aliviar o apinhamento anterior.
- Aprofundamento da mordida
- Mau contacto aproximado entre o segundo pré-molar e o segundo molar
- O segundo pré-molar e o segundo molar podem inclinar-se para o espaço de extração
- A mastigação é afetada

Indicações

1. Espaço mínimo exigido para a correção de apinhamento anterior ou de ligeira inclinação
2. Molar grosseiramente cariado/periodontalmente comprometido com mau prognóstico (Fig. 141 a e b)

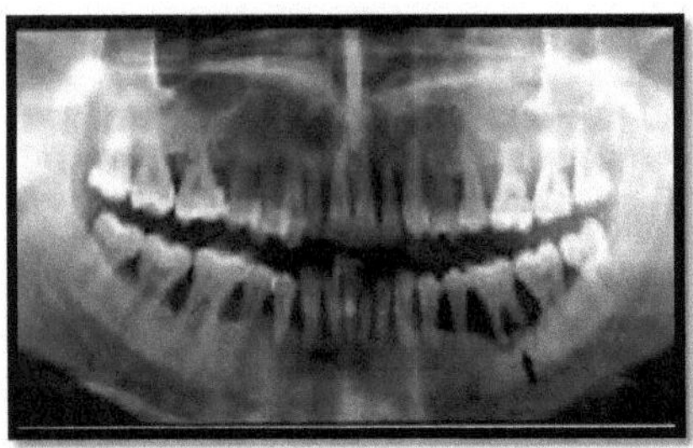

Fig 141 (a): Black arrow indicating a Mandibular first molar which was indicated for extraction because of periodontal complications

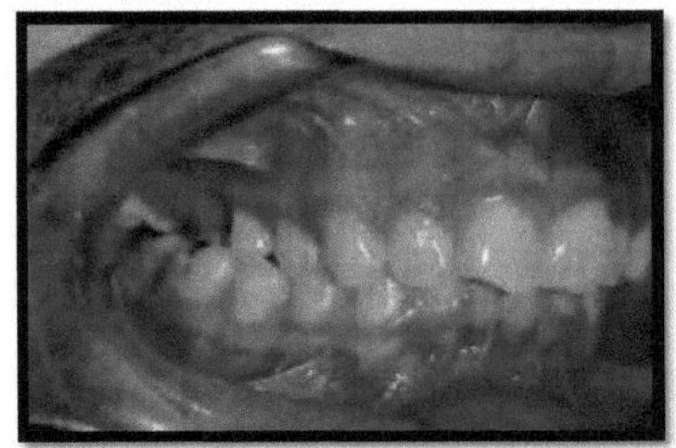

Figs 141 (b): Grossly decayed right maxillary first molar indicated for extraction

Regras de orientação para o melhor momento para a extração

Quando o apinhamento está ausente ou confinado ao segmento pré-molar e não é necessário espaço para o alinhamento anterior, então o primeiro molar é removido antes da erupção do segundo molar para permitir que este se mova para a frente durante a erupção e ocupe a posição do primeiro molar. Quando é necessário espaço para o alinhamento dos anteriores, é preferível esperar pela erupção do segundo molar antes da extração do primeiro molar para evitar o fecho do espaço devido ao movimento para a frente do segundo molar.

Se os aparelhos fixos forem utilizados habilmente, a maioria dos problemas causados pelas extracções forçadas de primeiros molares podem ser ultrapassados. No entanto, o tratamento dura um pouco mais do que com a extração dos primeiros molares.

SEGUNDO MOLAR

Segundo Molar Mandibular

O segundo molar inferior está posicionado no final da arcada dentária e, portanto, está longe do local do apinhamento. A sua extração não ajuda a aliviar o apinhamento, no entanto, a extração pode ser indicada nos seguintes casos:

a. Para aliviar a impactação dos segundos pré-molares: Quando o desvio para a frente do primeiro molar permanente após a perda prematura do segundo molar decíduo causa espaço insuficiente para a erupção do segundo pré-molar, a extração do segundo molar permite o movimento distal do primeiro molar permanente. Isto proporciona espaço suficiente para a erupção do pré-molar.

b. Para aliviar a impactação do terceiro molar inferior: Uma vez que a posição de erupção do terceiro molar é variável, a extração do segundo molar não é normalmente indicada para aliviar a impactação do terceiro molar. No entanto, as condições em que a extração do segundo molar inferior pode resultar numa posição razoável do terceiro molar são

c. Quando o terceiro molar está direito ou o seu longo eixo não está inclinado mesialmente mais de *30°* em relação ao longo eixo do segundo molar.

d. Quando o segundo molar é extraído apenas após a calcificação da coroa do terceiro molar ou logo após o início da formação da raiz do terceiro molar, normalmente entre os 12 e os 14 anos.

e. Para aliviar o apinhamento dos incisivos inferiores: pode ser observado um alinhamento mínimo dos incisivos inferiores, mas este efeito é normalmente transitório.

f. Para prevenir o apinhamento dos incisivos inferiores: a evidência mostra que os pacientes com extração dos segundos molares inferiores sofreram menos encurtamento da arcada inferior.

g. Para corrigir deficiências ligeiras a moderadas do comprimento da arcada existentes com bons perfis faciais.

h. Segundo molar severamente cariado, com erupção ectópica ou com rotação severa.

i. Nos casos de mordida aberta, a extração pode ajudar a corrigir a mordida aberta anterior (Fig. 142).

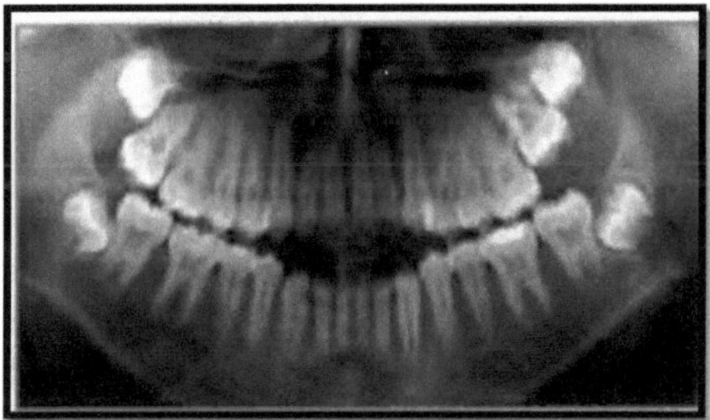

Fig. 142: A extração dos segundos molares pode ser efectuada em casos de mordida aberta anterior, uma vez que pode ajudar a reduzir a sobremordida negativa

SEGUNDOS MOLARES SUPERIORES

Indicações

a. Em casos de apinhamento ligeiro, em que é necessário menos de 3-4 mm de espaço para os segmentos labiais, podem ser obtidos bons resultados após a retração dos segmentos vestibulares.

b. Para criar espaço para o segundo pré-molar apinhado através da distalização do primeiro molar.

c. Quando o segundo molar está impactado contra o primeiro molar, a extração do segundo molar é preferível à extração do terceiro molar severamente impactado para o qual não existe espaço na linha de oclusão. Critérios para a extração do segundo molar superior e substituição pelo terceiro molar:

d. A idade cronológica e dentária do paciente deve estar para além do tempo médio de erupção dos segundos molares

e. O tamanho, a forma e a área da raiz do terceiro molar devem ser suficientes para substituir o segundo molar

f. A tuberosidade maxilar deve ser insuficiente para acomodar os 3 molares

g. Se o segundo molar estiver em oclusão vestibular e o terceiro molar estiver posicionado na tuberosidade

h. Terceiro molar superior em angulação favorável à erupção

i. Segundo molar severamente cariado com prognóstico questionável.

Contra-indicações

1. Terceiros molares superiores posicionados no alto da tuberosidade
2. Má angulação em relação ao segundo molar
3. Coroa ou raízes subdimensionadas
4. O rebento do terceiro molar está ausente

Tempo - O segundo molar mandibular deve ser extraído assim que erupcionar, desde que a coroa do terceiro molar esteja completa e antes que as suas raízes comecem a desenvolver-se.

osso de modo a que a superfície oclusal fique aproximadamente nivelada com a linha média vertical da raiz do segundo molar.

Vantagens da extração de segundos molares

- Facilita o tratamento com aparelhos amovíveis
- A erupção do terceiro molar é mais rápida
- Prevenção do aspeto desalinhado do rosto
- Poucos espaços residuais no final do tratamento
- Boa forma da arcada mandibular
- Menor probabilidade de recaída
- Aumenta a sobremordida, portanto, em casos de mordida aberta

Tages desaduan

- Nos casos de apinhamento ligeiro, é removida demasiada substância dentária.
- Local de extração afastado da área de aglomeração.
- Não é certo que os terceiros molares irrompam mesmo após a extração dos segundos molares.
- A posição final do terceiro molar pode ser inaceitável.
- Aumenta a sobremordida.

TERCEIROS MOLARES

A extração do terceiro molar durante o tratamento ortodôntico não dá espaço para o decrowding ou para a redução da proclinação.

Indicações

a. Terceiro molar impactado: os terceiros molares são comumente impactados e, a menos que outros dentes estejam ausentes ou tenham sido extraídos, raramente há espaço para acomodá-los na arcada. A extração do terceiro molar é frequentemente realizada para aliviar a impactação (Fig. 143).

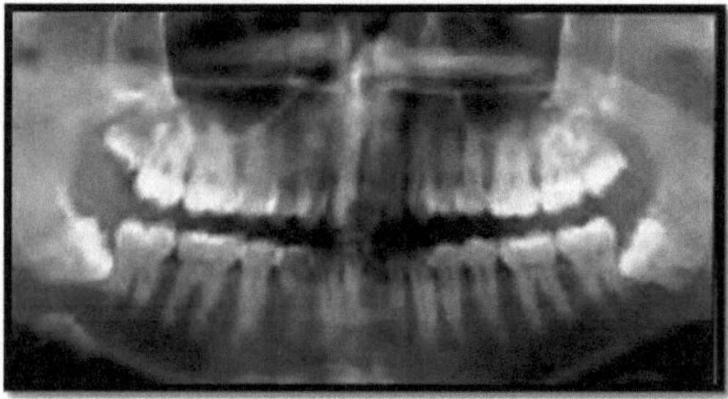

Fig. 143: Terceiro molar impactado com indicação para extração

O momento convencional para a extração de um terceiro molar é quando dois terços da sua raiz estão formados:

- Mais difícil de remover quando as raízes estão completas.
- Perigo de dilacerações radiculares que podem dificultar a remoção.
- A pericoronite pode desenvolver-se e causar perda óssea e a formação de bolsas pode ocorrer distalmente ao segundo molar.

2. A irrupção dos terceiros molares inferiores tem sido apontada como a causa do apinhamento anterior inferior tardio, embora as evidências não sejam claras. Na adolescência e no início da vida adulta, é comum observar o apinhamento progressivo dos dentes anteriores. O apinhamento tardio desenvolve-se por volta da altura da erupção dos terceiros molares, o que muitos dentistas consideram ser devido à pressão dos terceiros molares. No entanto, é difícil detetar essa força. De facto, o apinhamento anterior tardio desenvolve-se frequentemente em indivíduos cujos terceiros molares inferiores estão congenitamente ausentes.

3. Os terceiros molares malformados, que interferem com a oclusão normal, devem ser extraídos.

Como ortodontistas, lidamos com diferentes tipos de má oclusão que requerem espaço nos três planos do espaço para a sua correção. Existem vários métodos disponíveis para ganhar espaço. A modalidade de tratamento contemporânea para ganhar espaço para a correção da má oclusão é a extração e a não extração. Historicamente, começou por ser uma modalidade de tratamento sem extração, que é apoiada por Emercen C. Angle. Angle, mas depois disso o paradigma mudou para a modalidade de tratamento com extração, que é apoiada por Calvin Case. A extração em ortodontia tem permanecido um assunto de especulação e contenção durante um longo período de anos. No início do século XIX, a extração do primeiro pré-molar superior era o método de rotina para o tratamento da má oclusão de classe II div I, mas Delabarre alertou, em 1818, para as sequelas indesejáveis. Segundo ele, "é muito mais fácil extrair dentes do que determinar se é absolutamente necessário". Issac B. Davenport, em 1887, fez uma conferência em Nova Iorque contra isso, dizendo que as extracções causavam "uma perda de órgãos importantes". Angle foi o líder da "nova escola" de ortodontia. Ele ensinava que o fundamento básico para a correção da má oclusão era a retenção do conjunto completo de dentes. Segundo ele, se os dentes apinhados fossem alinhados em relação correta uns com os outros, a melhoria da função do aparelho mastigatório resultaria no crescimento dos maxilares, criando espaço adequado para a dentição. Por isso, ele defendia a expansão das arcadas em todos os pacientes ortodônticos. Esse foi o advento do tratamento sem extração. No entanto, alguns de seus contemporâneos, como Calvin Case (seu ex-aluno), reintroduziram a extração em 1893, argumentando que, embora as arcadas pudessem ser expandidas para que os dentes fossem colocados em alinhamento, nem a estética nem a estabilidade seriam satisfatórias a longo prazo para os pacientes submetidos à expansão para alinhamento. Os dentes podem ser extraídos ocasionalmente para produzir resultados duradouros. Eles raciocinaram que o crescimento dos maxilares não depende da função e que, se os maxilares forem demasiado pequenos para acomodar os dentes, então seria necessária a extração para aliviar a irregularidade dos dentes. Isto levou à Grande Controvérsia sobre Extracções da década de 1920 entre as duas escolas de pensamento, Angle e Calvin Case, sobre extrair ou não extrair. A extração aumentou na década de 1930 e regressou à não extração na década de 1980.

Quando a extração foi considerada, era uma grande questão qual o dente a extrair, 1st ou 2nd bicúspide, 1st molar, 2nd molar ou 3rd molar. O momento da extração era crucial: extrair cedo (extração interceptiva) para orientar o desenvolvimento da oclusão ou extrair tarde (extração terapêutica) para corrigir a má oclusão desenvolvida.

A modalidade de tratamento sem extração inclui reproximação, expansão, verticalização, distalização e desratização dos posteriores. A reproximação é o método mais comum e mais fácil de ganhar espaço e é normalmente indicada em casos limítrofes em que a discrepância entre o comprimento da arcada e o material dentário é menor. A expansão é outro método para ganhar espaço que produz um aumento significativo nas dimensões transversais da maxila e é normalmente indicada quando o paciente apresenta arcadas estreitas/colapsadas e corredores vestibulares largos durante o sorriso. A distalização é utilizada para aumentar o comprimento da arcada através da distração distal dos molares quando a extração está contra-indicada ou o perfil não permite a extração. A verticalização é utilizada para verticalizar os dentes posteriores para ganhar espaço. A desdentação dos posteriores e o alinhamento com inclinação labial dos anteriores são utilizados para ganhar espaço em casos selectivos. O método correto deve ser selecionado para o paciente certo.

Agora, a tendência atual da ortodontia visa novamente uma abordagem de tratamento sem extração, sempre que possível. O quarto envelope de discrepância, ou seja, os TADs, mudou o cenário de ganho de espaço. Atualmente, os métodos para ganhar espaço podem ser reanalisados de diferentes ângulos.

Bibliografia

1. Edward H Angle, D.D.S. - Classificação da má oclusão. Dental Cosmos 1899; 41(4), 350-357.

2. Kharbanda OP, Sidhi SS, Sundram KR, Shukla DK - um estudo da má oclusão e factores associados em crianças de Deli. J pierre Fauchard acad 1995; 9:7- 13

3. Kharbanda OP et al - Prevalência de má oclusão e suas caraterísticas em crianças de Deli. J Indian orthod soc 1995; 26(3): 98 - 103.

4. Pancherz H - Tratamento da má oclusão de Classe II através do salto da mordida com o aparelho de Herbst, uma investigação cefalométrica. Am J Orthod 1979; 76: 423-442

5. Hilgers jj - O aparelho pendular para a terapia de não-conformidade de classe II. J clin orthod 1992;26:706-714

6. Emercen C. Angell - Tratamento das irregularidades dos dentes permanentes. Dent Cosmos 1860;1:540-4

7. Walter H. Coffin - Um tratamento generalizado das irregularidades. Trans. Int. Cong. Med Londres 1881 3: 542-547

8. Korkhaus - Discussão do relatório: uma revisão da investigação ortodôntica. IntDent J 1956. 3:356

9. Haas A J - Expansão rápida da arcada dentária maxilar e da cavidade nasal através da abertura da sutura maxilar média. Angle Orthod. 1961;31 (2):73-90.

10. Hass AJ - O tratamento da deficiência maxilar através da abertura da sutura palatina mediana. Angle Orthod 1965; 35:200-17.

11. Thomas E. Christie, Paul P. Ruedemann - Separação rápida da sutura palatina mediana.J C O 1967; 1 (09): 19-21

12. William Biederman - Um aparelho higiénico para uma expansão rápida. J C O 1968; 2(2) : 67 -7 0.

13. James P. Moss et al - Expansão rápida da arcada maxilar. JCO 1968; 2 (4): 165 - 171

14. Kennedy et al - Osteotomia como adjuvante da expansão rápida da maxila. Am J Orthod 1976;70:123.

15. Joseph F. Mondro - Aplicações ortopédicas e ortodônticas do aparelho quadri-hélice. Am J Orthod 1977; 72:422-428

16. Jacobs et al - Controlo da dimensão transversal com cirurgia e ortodontia. Am J Orthod 1980;77(3):284-306

17. Timms - Expansão rápida da maxila. Chicago: Quintessence Publishing 1981;91-4

18. Andrew S. Glassman - Expansão rápida do palato em adultos com cirurgia conservadora: Dezasseis casos. Am J Orthod 1984;86(3):207-213

19. Ivanovski - Aparelho removível de expansão palatina rápida. J Clin Orthod 1985; 19:727-8.

20. David J. Snodgrass - Um aparelho fixo para expansão da maxila, rotação de molares e distalização de

molares. J C O 1996;30:156-159

21. Haluk Iseri, Ufuk Toygar Memikoglu - Tratamento sem extração com um expansor rápido da maxila em acrílico rígido e colado. J Clin Orthod 1997; 31(2): 113-118

22. Ballard ML - Assimetria no tamanho dos dentes: um fator na etiologia, diagnóstico e tratamento da má oclusão. Am J Orthod 1944;14: 67-71

23. Begg P R - A dentição do homem da Idade da Pedra. Am J Orthod 1954;40: 298-12, 373-83, 462-75, 51731.

24. Hudson A L - Um estudo dos efeitos da redução mesio-distal dos dentes anteriores mandibulares. Am J Orthod 1956;42: 615-24

25. Bolton W A - Desarmonia no tamanho dos dentes e sua relação com a análise e tratamento da má oclusão. Am J Orthod 1958;28: 113-30

26. Kelsten LB - Uma técnica para realinhamento e remoção de incisivos inferiores apinhados. J pract orthod 1969; 3: 82-84

27. Rogers G A, Wanger M J - Proteção de superfícies de esmalte desnudadas com aplicações tópicas de flúor. Am J Orthod 1969;56: 551-59

28. Shillingbourg H T, Grace C S - Espessura do esmalte e da dentina. *J South Calif Dent Assoc. 1973;41:33-36.*

29. Tuverson D L - Relações de interoclusão anterior .parte 1. Am J Orthod 1980;78: 361-70

30. Sheridan JJ - Descolagem do rotor de ar. J clin orthod 1985;19:43-59

31. Johan J. Sheridan - Atualização da remoção do rotor de ar. J clin orthod 1985; 21: 781-787

32. Zachrisson B U - Zachrisson sobre a excelência no acabamento - parte 2. J clin orthod 1986;20: 53656

33. Johan J. Sheridan - Atualização da decapagem por rotor a ar- john J C O volume 1987;21: 781-788

34. John J. Sheriden et al - Decapagem com rotor de ar e selantes proximais - uma avaliação SEM. J C O 1989;23:790-794

35. Christian Demange, Bruno Francois - Medição e registo da remoção do esmalte interproximal. JCO 1990;24(7):408-412

36. Julien Philippe - Um método de redução do esmalte para a correção da discrepância do comprimento da arcada4 em adultos. J C O 1991 ;25(8): 484-490

37. David A. Twesme et al - Remoção do rotor de ar e desmineralização do esmalte in vitro Am J Orthod 1994;105(2):142-152

38. Richard Ballard, John J. Sheridan (1996) - Retirada do rotor pneumático com a âncora anterior Essix. JCO 1996;30(7) : 371- 373

39. J. L. Stroud, J.English e Peter H. Buschang - Espessura do esmalte da dentição posterior: sua implicação para o tratamento sem extração. Angle orthod 1998;68(2): 141-146

40. H. Babacan e C. Doruk (2005) - Aparelho para distalização de molares baseado no Essix®. Journal of Orthodontics. 2005; 32 (4): 229-234

41. Dipak Chudasama, John J. Sheridan - Diretrizes para a remoção contemporânea de motores a ar. JCO 2007; 41 (6):315-320.

42. Sharman N S, Shrivastav S S, Hazarey P V - Dominar o stripping interproximal: com inovações em slenderização. Int j clin pediatr dent 2012;5(2): 163-166

43. William W. Roberts - Uma abordagem segmentar para a verticalização dos molares inferiores. Am J Orthod 1982; 81(3):177-184

44. Ernst R. Steger , Abraham M. Blechman - Relatos de casos: Distalização de molares com ímanes de repulsão estática. Parte II Am J Orthod 1995;198(5): 547-555

45. Aldo Carano et al - (1996) Fonte: JCO em CD-ROM (Copyright © 1998 JCO, Inc.), The Distal Jet for Uprighting Lower Molars. JCO1996;1996 :707 - 710

46. Shellhart WC - Levantamento de molares sem extrusão.)J Am Dent Assoc. 1999;130(3):381- 5 .

47. Monika Sawickaa; Bogna Racka-Pilszaka; Anna Rosnowska-Mazurkiewiczb - Verticalização de segundos molares permanentes parcialmente impactados Angle Orthodontist2007; 77(1): 148 - 154

48. Jigar Doshi, Kalyani Trivedi e Traulatha S. et al - Tratamento de segundos molares inferiores parcialmente impactados com uma mola de verticalização australiana. O jornal Orthodontic CYBER. novembro de 2009: 1-21

49. Harshal Kumar K. Vijayalakshmi - Molar uprighting simple technique [m.u.s.t] uma avaliação clínica a curto prazo. IJDS 2009 ;1 (2) : 73-76

50. Dr.Akshai Shetty K.R et al(2011) - Retificação de um segundo molar inferior impactado. IJDS 2011; 2 (1)

51. Victor C. West - O aparelho de Crickett. JCO 1984;18(11)806 - 810

52. Gianelly AA, Vaitas AS, Thomas WM - O uso de ímanes para mover molares para distal. Am J Orthod 1989;96(2): 161-167

53. Lars Bondemark , Juri Kurol - Distalização do primeiro e segundo molares superiores simultaneamente com ímanes de repulsão. Eur J Orthod 1992 14 (4): 264-272

54. Ranieri Locatelli et al - Distalização de molares com fio superelástico de NiTi. JCO 1992;26 (05) : 277-279

55. Tracy J. Reiner - Aparelho de Nance modificado para distalização unilateral de molares. JCO 1992;26(7):402-404

56. Lars Bomdemark, Juri Kurol, Mats Bernhold - Distalização do primeiro e segundo molares superiores simultaneamente com ímanes de repulsão. Eur J Orthod 1994; 14(4):264-272

57. Dr. A. Korrodi ritto - Distalização de Molares Removíveis. JCO 1995: 396-397

58. Dr. kalra - *O aparelho distalizador de molares K-loop*. J Clin Orthod. 1995 ; 29(5):298-301

59. Aldo carano et al - O jato distal para verticalização de molares inferiores. JCO 1996: 717-1710

60. David J. Snodgrass - Um aparelho fixo para expansão da maxila, rotação de molares e distalização de molares. JCO 1996: 156-159

61. Joydeep Ghosh, Ram S. Nanda - Avaliação de uma técnica intra-oral de distalização de molares superiores. Am J Orthod 1996;110(6):639-646

62. N. Erverdi, O. Koyuturk, N. Kucukkel E S - Molas helicoidais de níquel-titânio e ímanes de repulsão: uma comparação de duas técnicas diferentes de distalização intra-oral de molares. British Journal of Orthodontics 1997; 24:47-53

63. M. Pieringer et al - Distalização com um aparelho de Nance e molas helicoidais. JCO 1997:321326

64. Maurice C. Corbett - Expansão lenta e contínua da maxila, rotação dos molares e distalização dos molares com um aparelho de níquel-titânio. JCO1997: 253-263

65. S. Jay Bowman - Modificações do jato distal. JCO 1998: 549-556

66. Ahmet Keles, Korkmaz Sayinsu - Uma nova abordagem na distalização de molares maxilares Distalizador intra-oral de molares corporais. Am J Orthod 2000;117:39-48

67. Eugenio Bolla et al - Avaliação da Distalização de Molares Maxilares com o Jato Distal: Uma comparação com outros métodos contemporâneos. Angle Orthod 2002;72:481-494.

68. Moschos A. Papadopoulos, Aristides B e Athanasios E. Athanasiou - Distalização de molares superiores não conformes com o aparelho First Class: Um estudo randomizado e controlado. Am J Orthod 2010;137(5):586-587

69. Pratik Chandra, Sugandha Agarwal et al - Intra Oral Molar Distalization - A Review. journalofdentofacialsciences2012; 1(1): 15-18)

70. Brodie AG - Avaliação dos conceitos actuais em ortodontia. Angle orthodontist 1950;20 (1):24-38.

71. Wahl N - A ortodontia em 3 milénios. capítulo 6: mais aparelhos do início do século XX e a controvérsia da extração. Am J Orthod 2005;128:795-800

72. Brodie AG - conceitos ortodônticos anteriores à morte de Edward H. Angle. Angle orthodontist 1956;26(3):144-54

73. Wahl N - A ortodontia em 3 milénios. capítulo 11: A idade de ouro da ortodontia. Am J Orthod 2006;130:549-53

74. B. F. Dewel - Extração em série em ortodontia: Indicações, objectivos e procedimentos de tratamento - Dewel Extração em série em ortodontia: Am J Orthod 1954;40:906-926

75. T. M. Graber - Extração de segundos molares superiores na má oclusão de Classe II. Am J Orthod 1969;56: 331-358

76. F. G. Thompson - Extração de segundo pré-molar na técnica de Begg. JCO 1977;11(9):610- 613

77. Robert M. Little - Alinhamento anterior da mandíbula em casos de extração de primeiros pré-molares tratados com ortodontia edgewise. Am J Orthod1981;80: 349-365

78. Samir E. Bishara - Extrações de segundos molares: Uma revisão. Am J Orthod 1986:89:415-424.

79. Peter S. Vig et al - duração do tratamento ortodôntico com e sem extracções. Am J Orthod1990; 97:45-51.

80. J. M. H. Dibbets e L. T H. van der Weele - Extração, tratamento ortodôntico e disfunção craniomandibular. Am J Orthod 1991;99:210-219.

81. Percy E. Luecke III e Lysle E. Johnston - O efeito da extração do primeiro pré-molar superior e da retração dos incisivos na posição mandibular: Testando o dogma central da "ortodontia funcional". Am J Orthod 1992;101:4-12

82. Julie Ann Staggers - Extração de primeiros pré-molares - Alterações verticais após extracções de primeiros pré-molares. Am J Orthod 1994 (19-24)

83. Samir E Bishara et al - Base morfológica para a decisão de extração na má oclusão de classe II, divisão I: um estudo comparativo. Am J Orthod 1995;107:129-35.

84. Timms DJ - Uma análise oclusal da expansão lateral da maxila com abertura da sutura palatina mediana. Dent Pract 18:435, 1968.

85. Haas AJ - O tratamento da deficiência maxilar através da abertura da sutura palatina mediana. Angle Orthod 1965;35:200-17

86. Brust EW, McNamara JA - Alterações dimensionais da arcada concomitantes com a expansão em pacientes com dentição mista. Em Trotman CA, McNamara JA, editores: *Orthodontic treatment. Out come and effectiveness,* monograph 30, craniofacial growth series, Ann Arbor, Mich, 1995, Center for Human Growth and Development, University of Michigan.

87. Lawrence M. Spillane, James A Mcnamara - Adaptação da maxila à expansão na dentição mista. Sem. In Orthod. 1995; 1(3):176-187

88. Bjerregaard J, Bundgaard AM, Melsen B - O efeito do para-choques labial mandibular e da placa de mordida maxilar no movimento dentário, oclusão e condições de espaço na arcada dentária inferior. *Europ* J *Orthod 1983* 84:147-153

89. Nevant C - Os efeitos da terapia com protetor labial no comprimento deficiente do arco mandibular, Dallas, 1989, Universidade de Baylor

90. Karaman AI, Basciftci FA e Polat - Movimento unilateral do molar distal com um aparelho de jato distal suportado por implante. Angle Orthod 2002;72(2):167-174

91. Karcher FK, Byloff e Clar - O pêndulo suportado pelo implante de Graz. J Cranio-Maxilo-Facial Surgery 2002;30:87-90.

92. Sergio AE *et al* - Distalização de molares superiores com o pêndulo suportado por osso: Um estudo clínico.

Am J Orthod 2007;131:545-549

93. Kyung SH, Park YC, Hong SG - Distalização de molares superiores com um mini-parafuso palatino médio. J Clin Orthod 2003;37(1):22-26

94. Jessie Jacob - Implantes Palatais em Ortodontia. J Clin Orthod *1997*;31:763-767

95. Park HS *et al* - Retração simultânea dos incisivos e movimento distal dos molares com ancoragem de microimplantes. World J Orthod 2004; 5: 164-171.

96. Sugawara, Kanzaki, Takahashi, Nagasara, & Ravindra Nanda - Movimento distal de molares superiores em pacientes sem crescimento com o sistema de ancoragem esquelética. Am J Orthod 2006;129:723-33.

97. Wellfelt B, Vaprio M.: "Disturbed eruption of the permanent lower second molar Treatment and results . j. dent. Criança 1988 ; 55: 183-189.

98. Friel S.: "Migração de dentes após extracções". Proc Roy Soc Med 1945;38:456.

99. Bjorling, Lundgren K.: "Migração de bicúspides inferiores não irrompidos". Odont Revy 1975;26:145- 8.

100. Jigar Doshi, kalyani Trivedi e Traulatha S - Tratamento de segundos molares inferiores parcialmente impactados com uma mola de verticalização australiana. The Orthodontic Cyber Journal novembro de 2009

101. Anders Dahlquist, Urs Gebauer e Bengt Ingervall - O efeito de um arco transpalatino para a correção da rotação dos primeiros molares European Journal of Orthodontics1996; 18: 257-267

102. McNamara JA, Brudon WL - Orthodontic and Orthopedic Treatment in the Mix Dentition (Tratamento ortodôntico e ortopédico na dentição mista). Ann Arbor, Mich: Needham Press; 1993:179-192

103. Bell RA, Le Compte J. Os efeitos da expansão maxilar usando um aparelho quad-helix durante as dentições decídua e mista.Am J Orthod Dentofacial Orthop. 1981;79:152-161

104. Burstone CJ. A fixação de precisão da tampa da dobradiça da arcada lingual. J Clin Orthod. 1994;28:151- 158

105. Wilson W, Wilson R. Aparelhos linguais modulares 3D. Parte I. Quad helix.J Clin Orthod. 1983;17:761-766

106. Corbett MC. Rotação de molares e mais além. J Clin Orthod. 1996;30: 272-275.

107. Zachrisson BU. Aspectos importantes da estabilidade a longo prazo.J Clin Orthod. 1997;31: 562-583.20.

108. Abordagem inovadora para aumentar o comprimento do arco. dr. anil miglani, dr. reena r kumar,dr. ashish chopra. jios 2010;44 (4):72-76

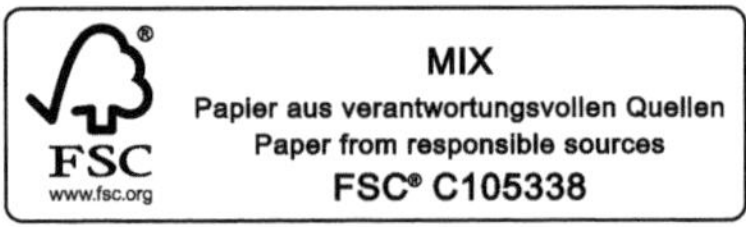

Printed by Books on Demand GmbH, Norderstedt / Germany